中医外治特色疗法

临床技能提升丛书

总主编◎郭长青

主　编◎郭长青　郭　妍

中医刺血疗法

U0206828

中国健康传媒集团
中国医药科技出版社

图书在版编目（CIP）数据

中医刺血疗法 / 郭长青，郭妍主编 . — 北京：中国医药科技出版社，2021.10
（中医外治特色疗法临床技能提升丛书）
ISBN 978-7-5214-2670-0

Ⅰ . ①中… Ⅱ . ①郭… ②郭… Ⅲ . ①放血疗法（中医） Ⅳ . ① R245.31

中国版本图书馆 CIP 数据核字（2021）第 157824 号

美术编辑　陈君杞
版式设计　也　在

出版　**中国健康传媒集团** | 中国医药科技出版社
地址　北京市海淀区文慧园北路甲 22 号
邮编　100082
电话　发行：010-62227427　　邮购：010-62236938
网址　www.cmstp.com
规格　710×1000mm $^1/_{16}$
印张　12 $^1/_2$
字数　218 千字
版次　2021 年 10 月第 1 版
印次　2021 年 10 月第 1 次印刷
印刷　三河市万龙印装有限公司
经销　全国各地新华书店
书号　ISBN 978-7-5214-2670-0
定价　**39.00 元**

获取新书信息、投稿、
为图书纠错，请扫码
联系我们。

内容提要

　　本书是一本系统、全面介绍刺血疗法的普及读物。共分为七章，第一章为基础理论部分，介绍了刺血疗法的起源、发展、理论依据、基本原则、优点、主要作用、取穴特点、配穴方法、针具针法、操作方法、适应证、禁忌证、常用腧穴等内容。第二章至第七章为治疗部分，侧重介绍了刺血疗法在内科、皮肤科、外科、骨科、五官科、妇科、儿科疾病中的应用。每种疾病按概述、临床表现、辨证分型、治疗及临床报道的体例编写，并附有治疗穴位定位图，可使读者找到精准的穴位位置。

　　本书参考了大量的文献资料，内容丰富，图文并茂，实用性强，可供临床医生及广大针灸爱好者阅读参考。

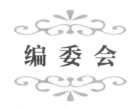

编委会

前　言

　　刺血疗法是中医学的重要组成部分，是我国人民长期同疾病做斗争的临床经验总结。早在史前时代，我们的祖先就用砭石刺破脓疡，可以说是刺血疗法的发端。后直至金属针出现，砭石才被锋针取而代之，即现代三棱针的前身，专以刺血之用。传统的针刺放血疗法，古代称为"刺络""启脉"，是中医学一种独特的针刺外治疗法，广泛流传于民间。因其具有治疗范围广、操作简便、安全可靠、疗效显著等特点而越来越受到现代人的喜爱。

　　近年来，刺血疗法在临床各科得到了广泛的推广和运用，其适应证不断增加。为了使读者更好地掌握这种疗法，故编写此书以供学习参考。在编写本书的过程中，作者参阅了大量关于中医、藏医和蒙医放血疗法的文献书籍和报纸杂志，并结合个人的临床经验，按照常用、实用、通用的原则来编写。另外，为使读者准确地找到相应的治疗穴位，本书附有多幅穴位定位图，可指导读者快速找到并应用于治疗。

　　本书内容丰富，图文并茂，实用性强，可供临床医生及广大针灸爱好者阅读参考。

编者

2021 年 5 月

目 录

第七章
**刺血疗法
治疗妇、
儿科疾病**

第一章
刺血疗法
基础理论

第一节 刺血疗法的起源及发展

一、刺血疗法的起源

刺血疗法历史悠久，起源可追溯到史前文化时期，其形成和发展经历了一个漫长的过程。远在石器时代，由于环境和劳动条件恶劣，人们在生产、生活实践中身体常常会被尖石和荆棘碰撞，甚至碰伤出血。但有时在碰撞及流血后，某些原有的病痛却减轻或消失（如一些经久不愈的头痛，筋骨酸痛等）。这种出于偶然的经验，最初没有引起人们的重视，然而在若干次的类似经历不断重现时，这种源于实践的经验就会促使人们注意到，通过人为刺激身体的某些部位或使之出血，可以达到医治疾病的效果，这样便有了最古老、朴素的放血疗法，应运而生也就有了最原始的石制医疗工具——砭石。《说文解字》："砭，以石刺病也。"

新石器时代，人们还学会了用动物骨骼和竹子，做成像石针一样的针具来治疗疾病。到了仰韶文化时期，黄河流域发展了彩陶文化，破碎的陶片成为人们进行刺血等医疗活动时的砭石替代品。在最早的医学文献——长沙马王堆汉墓出土的《脉法》中有"用砭治脉"的记载，即以砭石直接施术于人体皮肤上的浅表血脉，造成创伤，可治癫。《五十二病方》也有刺血治疗癫痫的记载："颓（癫），生上卵，引起皮下，以砭穿其隋旁。"《脉法》和《五十二病方》是有关中医脉法方面最早的两部著作，也是目前考古学发现的有关砭石治病最早的文字记录。此外，《黄帝内经》中亦有关于砭石疗疾的记述，如"东方之域……其病皆为痈疡，其治宜砭石"，砭石疗法正是刺血疗法的雏形。

二、刺血疗法的发展

刺血疗法的发展，大体可以分为以下几个阶段：

早在两千多年前，中医经典著作《黄帝内经》就对刺络放血非常重视，书中对此疗法的针具、原则、瘀血阻络的诊断、适应证、取穴及操作手法都进行了详细的论述。如《灵枢·九针十二原》:"锋针,长一寸六分……锋针者,刃三隅,以发痼疾",《灵枢·九针论》篇:"四曰锋针,取法于絮针,筒其身,锋其末,长一寸六分,主痈热出血",即"锋针"用于放血治疗疖肿、热病、泄泻等疾病,这也是在古人使用砭石治疗皮肤痈疡基础上进一步发展而来的。《素问·血气形志篇》说:"凡治病必先去其血。"《灵枢·九针十二原》中还提出了"凡用针者,虚则实之,满则泄之,宛陈则除之"的治疗原则。《灵枢·官针》中"络刺""赞刺""豹文刺"等刺法,虽针具、方法不尽相同,但都属于刺络放血疗法的范畴。《灵枢·血络论》还进一步阐明刺血法的应用范围,如血脉"盛坚横以赤""小者如针,大者如箸"等,并指出有明显瘀血现象的才能"泻之万全"。总之,《黄帝内经》中记载了许多刺络的适应证和禁忌证。据统计,明确指出刺血疗法的论述就有40多篇,从而形成了经络与气血学说的理论体系,奠定了刺血疗法的理论基础。

《黄帝内经》以后,历代医家不断摸索、总结并掌握了针刺放血的许多方法。据《史记·扁鹊仓公列传》记载,扁鹊与弟子过虢国治疗太子"尸厥"症时,令其弟子子阳"砺针砥石",在太子头顶百会穴处针刺出血,太子即醒。汉代名医华佗曾用针刺出血,治愈了曹操的"头风眩"。《新唐书·则天武皇后传》记载唐代侍医张文仲、秦鸣鹤,用针刺百会及脑户出血,治愈了唐高宗李治的风眩、目不能视症。宋代名医娄全善,曾治一男子喉痹,于太溪穴刺出黑血半盏而愈。刺络放血,虽在《黄帝内经》里就有大量论述,唐宋以前也有不少关于放血治病的记载与传说,但直到金元时代,针刺放血才正式发展成为流派,趋于成熟。

金元四大家之一的刘完素非常重视放血泻热、驱邪。他在《素问病机气宜保命集·药略第三十二》中说:"大烦热昼夜不息,刺十指间出血,谓之八关大刺。"可以看出这是一种出血泻热,治实热证的方法。又如他治疮疡以"砭射之""石而泄之";治太阳中风刺至阴出血;治热无度不可止,于陷谷放血;治腰痛不可忍,刺委中、昆仑放血;治百节疼痛,刺绝骨出血;治金丝疮(即红丝疗),"法当于疮头截经而刺之以出血"等。刺血疗法的运用正是源于刘氏提出的"六气皆从火化"的理论。

攻下派代表人物、金代著名医家张从正继承刘完素放血之术,进一步发展了此法,取得了较大的成就。不少疑难危证,张氏常用刺络泄血而取效，他说："出血之与发汗，名虽异而实同。"认为泄血除热，攻邪最捷。张氏刺络泄血的学说，是继承《灵枢·九针十二原》"宛陈则除之"的治则发展而来的。他认为气血宜辨多少，泻络当重"三多"。指出"治病当先识经络""故血出者，宜太阳、阳明，盖此二经血多故也。少阳一经，不宜出血，血少故也。"张氏审证精详，胆识过人，在针灸临床实践中，形成了自己独特的泻络"三多"风格，即运用徘针多、放血部位多、出血量多。徘针又名铰针，形如剑锋，刺激体表，创伤面较大，出血较多。张氏放血部位之多很惊人，多者竟达百针以上。如治背疽，"以鈹针绕疽晕，刺数百针"；治湿癣，"于癣上各刺百余针"。除了在病变部位上多点刺放血外，还用多穴位放血，如对目疾实热，红肿赤痛者，必刺神庭、上星、囟会、前顶、百会五穴放血。张氏放血量多，有的以升斗计数，有的则以杯盏作计量单位，如"出血二杯""血出约一二盏"等。其放血量之多，远非现今之数滴者所可比拟。张氏娴于刺络放血，胆大却又不盂滥，在施术时有明确的禁忌证。他认为刺络放血法主要是用于各种实热火证，而虚寒证则不宜使用，如他说："如雀目不能夜视及内障，暴怒大忧之所致也，皆肝主目。血少，禁出血……"除此之外，张氏还指出在出血之后，应忌"兔、鸡、猪、狗、酒、醋、湿面、动风生冷等物，及忧忿劳力等事"。

补土派代表人物、金元四大家之一的李杲很重视针刺放血技术，并用针刺放血调整营卫气血的平衡，如在其《脾胃论》中记载有"三里、气街，以三棱针出血"、"于三里穴下三寸上廉穴出血"以治疗痿证，刺足少阴血络以治疗瘀血腰痛的经验，李杲的刺血攻邪理论在其弟子的继承下得以完善，《卫生宝鉴》中记载有详细的放血治病经验。医家王国瑞在其《扁鹊神应针灸玉龙经》中指出针刺太阳出血可以治疗"眼目暴赤肿痛，眼实红"；针刺委中出血可以治疗"浑身发黄""风毒瘾疹，遍身瘙痒，抓破成疮""膏盲雀日""视物不明"等疾病。

明代著名医家薛己无论对针刺法或灸嫡法，均有自己较为成熟的见解，其中针刺法多用于外科急证，且以破脓放血的攻破法为主，通过泻邪达到治疗效果。

历代医家选用的放血工具不尽相同，如李东垣用三棱针，张从正多用铍针，薛己则用细瓷片，薛氏《保婴撮要》十一卷云："砭法……用细磁器击碎，取有锋芒者，以箸头劈开夹之，用线缚定，两指轻撮箸头，稍令磁芒对聚血处，再用等一根，频击刺出毒血……"清代郭又陶乃用银针，其著《痧胀玉衡》谓治痧甚效，并认为银针无毒。

刺血疗法在古代藏医书籍中也有不少记载。如藏医学家宇妥·元丹贡布《四部医典》中明确指出放血疗法可以驱除脉病、下泻血病、止痛消肿，具有防止腐烂、培育新肌、愈合创口等作用，在准确诊断疾病的情况下放出适当或全部的病血可达到治疗疾病的效果。此外，在刺血篇中对刺血的工具、适应证、刺法及取穴、禁忌等做了详细论述。

在世界其他国家，放血疗法的应用也很广泛，此种疗法在埃及、印度、罗马、西班牙、法国、德国、希腊等国均有悠久的历史。近年来，西方各国仍在应用，美国的医生用此法治病每年达数万人次，并已证明对不少疾病具有独特的疗效。

社会的变革直接影响着医学的发展。在封建社会，由于儒家思想渗入医学领域，宣扬"身体发肤受之父母，不敢毁伤，孝之始也"的理论，加之刺络术比针灸较难掌握，因此阻碍了针刺放血疗法的发展。到了清代，太医院曾明令撤销针灸科。国民党反动统治时期，崇洋媚外之风盛行，祖国医学更遭到践踏，奄奄一息，几被消灭。自新中国成立后，刺血疗法才被医学界所重视，并得到了较大发展。近30年来，刺血疗法的适应证不断扩大，临床疗效不断提高。同时，对一些疑难杂症，运用刺血疗法也取得了较好的效果。

我们相信，随着现代医学科学技术的不断进步，刺血疗法在挖掘、整理和总结提高过程中，通过民间和医界同仁的共同努力，结合和借鉴现代科学技术，必将会得到更大的发展和提高，使之在医疗保健事业中发挥它应有的作用。

第二节　刺血疗法的理论依据及基本原则

一、刺血疗法的理论依据

中医认为人体脏腑器官正常的功能活动依赖于气血的正常运行，气血营养四肢百骸、脏腑器官、皮肉筋脉。而经络又是气血运行的通道，其内属于脏腑,外络于肢节,靠气血充养全身。《丹溪心法》中提到:"有诸内者行诸外"所以一旦人体经络运行气血的功能发生障碍,病理上就会出现气滞血瘀,从而导致一系列的病理变化。所以"病在血脉、而形于络"是刺血疗法的主要理论依据。

在《素问·皮部论篇》中有记载:"百病之始生也,必先于毫毛……邪客于皮则腠理开,开则邪入客于络脉,络脉满则注于经脉,经脉满则入舍于腑脏也。"《灵枢·百病始生》:"是故虚邪之中人也,始于皮肤,皮肤缓则腠理开,开则邪从毛发入……留而不去,则传舍于络脉,在络之时,痛于肌肉……留而不去,传舍于经……留著于脉,稽留而不去,息而成积。或著孙脉……"由此可见,络脉是外邪由皮毛腠理内传经脉脏腑的途径,亦是脏腑之间及脏腑与体表组织之间病变相互影响的途径。正是由于络脉在发病与病机传变过程中都处于中间环节的地位,当病邪侵袭人体或脏腑功能失调而致气血郁滞时,络脉本身也会出现相应的瘀血观象。因此,外邪侵袭,血络首当其冲。针对"病在血络"这一重要环节而直接于络脉施用刺血法,则能迅速达到祛除邪气、调整和恢复脏腑气血功能的目的。《灵枢·终始》说:"久病者邪气入深,刺此病者,深内而久留之,间日而复刺之,必先调其左右,去其血脉,刺道毕矣。"指出久病邪气入深有在经和入络之别,其入络者,邪气阻滞络道,便可出现络中血气阻滞等病理变化。《素问·阴阳应象大论篇》指出血实有余的病证可用刺血疗法治疗。《素问·针解篇》进一步明确指出:经络瘀滞或邪入血分郁结不解者,刺络以去瘀血。《灵枢·血络论》还论述了刺血疗法的施术指征:见坚硬怒张的赤色血络,无论上下、大小均可刺之。刺血疗法的应用也是基于疾病形成的原因和病理变化,即通过是否"入络"来决定使用刺血的方法及放血的量。

临床上,"病在血络"言而有征:一方面从形状上来观察,如《灵枢·血络沦》说:"血脉者,盛坚横以赤,上下无常处,小者如针,大者如箸,则而泻之万全也……"对于一些瘀阻性的、急性的、中毒性的疾病,委中、尺泽、太阳等穴处常出现怒张的暗紫色血络,这些都是刺血的指征。另一方面可从络脉瘀阻的颜色观察,如《灵枢·经脉》指出:"凡诊络脉,脉色青则寒且痛,赤则有热。胃中寒,手鱼之络多青矣;胃中有热,鱼际络赤;其暴黑者,留久痹也;其有赤有黑有青者,寒热气也;其青短者,少气也。"明确指出了通过血络的望诊，可以判断疾病的寒热虚实属性和所累及的脏腑。

二、刺血疗法的基本原则

刺血疗法实属于泻法，即使邪去而正安，但因有瘀而虚者，祛除瘀邪则可使气血恢复正常运行状态，调整人体的虚实状态。调理原则是"血实宜决之"（《素问·阴阳应象大论篇》）、"菀陈则除之者，出恶血也"（《素问·针解篇》）。

血实宜决之 —— 《素问·阴阳应象大论篇》指出："血实宜决之。"张景岳注："决，为泄去其血也"。《素问·调经论篇》说："血有余，则泻其盛经出其血。"《素问·病能》说："夫气盛血聚者，宜石而泻之。"《难经·二十八难》指出："其受邪气，蓄则肿热，砭射之也"。这些论述，均认为不同病因所致的血实有余证，宜刺血治疗。现代以刺血治疗高热、神昏、癫狂、丹毒、喉痹及疮疖痈肿等，也多用于血实有余之证。

菀陈者除之 —— 《灵枢·小针解》指出："菀陈则除之者，去血脉也。"其中"菀陈"是指络脉中瘀结之血；"去血脉"即指刺血以排除血脉中郁结已久的病邪，主要在瘀血病灶处施术。现代用刺血治疗某些头痛、目眩、腰腿痛以及各种急性扭挫伤，均能收到活血化瘀、疏通气血的作用，其疗效甚佳。

第三节 刺血疗法的优点及主要作用

一、刺血疗法的优点

（一）适应证广

《内经》记载适宜刺血疗法的疾病有 30 余种，历代医家在此基础上又进一步扩大。根据古今医学文献记载和临床报道，凡内科、儿科，妇科、伤外科、皮肤科、眼科和耳鼻喉科等临床各科多种常见病和部分疑难病症都可治疗。

（二）奏效较快

在严格掌握刺血适应证的前提下，一般单用刺血疗法即可迅速收到满意的疗效。尤其对各种原因引起的高热、昏迷、惊厥以及急性炎症，各类软组织损伤，某些食物中毒等属热、属实者，经刺血治疗后都能在短期内减轻或控制住某些主要症状，甚至达到临床治愈的目的。

（三）操作简便

刺血疗法不需要复杂的医疗器械，简便易学，容易掌握。另外，刺血工具除可备用外，在某些应激情况下，还可就地选取一端锋利的陶瓷、玻璃碎片或金属锐器等，经严格消毒后使用。

（四）安全可靠，副作用少

临床应用刺血疗法，只要按规程操作，一般比较安全，不会产生副作用。

（五）经济价廉

本疗法的最大特点是不花钱或少花钱就能治好病，既减轻了患者的经济负担，又节约了药材资源。

二、刺血疗法的主要作用

中医针刺放血疗法，通过调整人体经络气血运行的异常状态从而对各种疾病都有治疗作用。针刺放血可以疏通经络中壅滞的气血，调节经络局部及人体脏腑器官功能的紊乱，使气滞血瘀的病理变化恢复正常，从而达到治疗疾病的目的。其治疗作用主要是泄热祛邪、祛瘀通络、调和气血、活血消肿、调神醒志、祛风止痒等。

刺血疗法具有良好的泄热祛邪解毒作用，尤其适用于外感发热和各种阳盛发热。张景岳明确指出："三棱针出血，以泻诸阳热气"。徐灵胎亦认为刺血能使"邪气因血以泄，病乃无也"。此外，刺血亦可泻毒，对于一些感染性的疾病如急性乳腺炎、急性阑尾炎、丹毒、疖肿、红眼病和毒虫咬伤等外伤疾病，刺血可以使毒性消散，如《千金方》载："若为蜂蛇等众毒虫所螫，以针刺螫上血出"即可愈。

针刺放血最突出的作用是止痛。中医学认为："通则不痛，痛则不通"，人体正常的阴阳平衡失去调控，气血运行就会失常，发生气滞血瘀、经络壅滞，闭塞不通，导致疾病和疼痛。而针刺放血可直接疏通瘀滞，畅通经脉，改变气滞血瘀的病理变化，故疼痛立止。临床用针刺放血治疗各种顽固性头痛、软组织损伤等症，都可起到良好的止痛效果。

跌打损伤引起的气滞血瘀、肢体肿胀，通过刺血可以疏通经络、畅通气血、祛除瘀滞、舒筋活络而达到活血消肿止痛的目的。因此临床广泛用于各种因气滞血瘀所致的疼痛，如跌打、软组织损伤引起的肢体肿胀、活动受限等疾病。

由于中暑、惊厥、痧症、血压骤然升高、毒蛇咬伤等导致的昏迷，针刺放血能立即急救，起到开窍启闭、醒神回厥的作用。如清代《痧胀玉衡》中记载："痧入于血分而壅毒者宜放。"《素问·缪刺论》载有邪客六经络脉而成"尸厥"之证，皆以刺血为急救措施。

运用刺血疗法可以调气和营、通畅经络，使脏腑气血调和以治疗各种内科病证。《黄帝内经》曰："血气不和，百病乃变化而生"。朱丹溪亦言："血气冲和，万病不生，一有怫郁，百病生焉。"因此在相应的背俞穴上进行刺血，可以调理对应的脏腑气机。若局部皮肤有冷感或麻木不仁的状况，可用梅花针叩刺，使其微微出血，促进局部血脉运行通畅，从而调气和营，最终改善临床症状，使机体逐渐恢复到正常状态。

古人认为痒证是有风气存在于血脉中的表现，并有"治风先治血，血行风自灭"的治疗原则。针刺放血可以理血调气，疏通血脉，则风气无所存留，从而达到祛风止痒的功效。

第四节　刺血疗法的取穴特点及配穴方法

一、刺血疗法的取穴特点

（一）取经穴附近的血络多

1. 血脉痹阻处

指瘀血明显的部位。体表大多在十四经上选取穴位附近的病变血络，视之可见其经上有血盛瘀阻的表征，刺之以去瘀滞之血，即"血宛陈则除之"。多取头面、舌下、腘窝、肘窝或位于穴周等处显露的静脉血管针刺出血。如《灵枢·厥病》早有记载："厥头痛，头脉痛……视头动脉反盛者，刺尽去血……"《素问·调经论篇》记载："病在血，调之络。"人体内气血瘀滞主要是局部血络或者相应经脉血络有异常表现，"脉色青则寒且痛，赤则有热。胃中寒，手之鱼络多青矣；胃中有热，鱼际络赤"。

2. 病理反应点

指脏腑病变在皮肤表面所呈现的反应点。如《针灸聚英》指出："偷针眼，视其背上有细红点如疮，以针刺破即瘥，实解太阳之郁热也。"

3. 病灶点

多取瘀血或疮毒疔肿局部刺血。如《疮疡经验全书》治丹毒，"用三棱针刺毒上二三十针"，即为直接于病灶处刺血。

（二）用奇穴多

奇穴可用于刺血而治疗急证，早在唐代《备急千金要方》中就有"刺舌下两边大脉，血出"治舌卒肿的记载，舌下两边大脉，即为金津、玉液两个奇穴。又如《针灸大成》记载，用三棱针刺太阳穴治眼红肿及头痛，刺十宣穴治乳蛾等。

皆以奇穴刺血，多获奇效。

（三）用特定穴多

十四经穴中有一部分特定穴，如肘膝关节以下有井、荥、输、经、合、原、络、郄穴，躯干有脏腑俞、募穴及各经交会穴等。这些穴位与脏腑经脉紧密相应，有着特殊功用，故为刺血所常用。但在具体主治上，又各有所侧重。

选用的特定穴以五输穴为主，五输穴与脏腑经络关系极为密切，故取此类穴位常能收到奇效。《灵枢·顺气一日分为四时》云："病在脏者，取之井；病变于色者，取之荥；病时间时甚者，取之输；病变于音者，取之经；经满而血者，病在胃及以饮食不节得病者，取之于合。"其后《难经·六十八难》又作了补充："井主心下满，荥主身热，俞主体重节痛，经主喘咳寒热，合主逆气而泻。"近代临床上井穴多用于急救，如点刺十二井穴可抢救昏迷；荥穴主要用于治疗热证。

二、刺血疗法的配穴方法

针刺放血疗法取穴与毫针治疗取穴有相同之处，也有不同之处。相同之处即均是根据中医的脏腑、经络、气血理论来辨证施治，也遵循腧穴的近治作用、远治作用、特殊作用来选穴、配穴。不同之处即针刺放血进针的部位不一定在十四经腧穴上，主要选取穴位处或穴位附近瘀阻明显的血络。有时候选取穴位从经络循行看与病变部位没有关联，但从实际经验方面来说，却有意想不到的效果。中医刺血疗法的配穴方式主要有以下几种：

（一）循经配穴法

是以经脉或经脉相互联系为基础而进行穴位配伍的方法，主要包括本经配穴法、表里经配穴法。

1 本经配穴法

当某一脏腑、经脉发生病变时，即选该脏腑、经脉的腧穴配成处方。如胃火循经上扰导致的牙痛，可在足阳明胃经上近取颊车，远取该经的荥穴内庭。

2 表里经配穴法

本法是以脏腑、经脉的阴阳表里配合关系为依据的配穴方法。当某一脏腑经脉发生疾病时，取该经和其相表里的经脉腧穴配合成方。如风热袭肺导致的感冒咳嗽，可选肺经的尺泽和大肠经的曲池、合谷。

（二）局部选穴

选取病变局部的腧穴和血络刺血。如耳尖、太阳穴可泄局部热邪，治疗睑腺炎、角膜炎，金津、玉液可以治疗重舌等。

（三）经验配穴法

某些穴位刺血，对一些疾病有特殊的疗效，如大椎、曲池刺血退热，人中、十宣刺血醒神；四缝刺血治小儿疳积；身柱、大椎刺血治疗疟疾；耳尖刺血治疗眩晕等。以上皆为历代医家临床实践的总结，今人亦多沿用。

第五节　刺血疗法的针具及针法

一、刺血疗法的针具

刺血疗法所用针具简单，总不过 4~5 种，应根据不同条件，因人、因证、因部位而选择应用。现仅将常用、有效而又容易掌握的 3 种介绍如下，以供参考。

（一）三棱针

三棱针为不锈钢制成，是本疗法最常用的针具。三棱针是由古代"九针"中的锋针演变而来的，针长约 2 寸，针柄呈圆柱形，针体末端呈三棱形，尖端三面有刃，外尖锋利，故称"三棱针"（图1-1）。适用于成人浅表静脉刺血，专为点刺和挑刺放血之用。

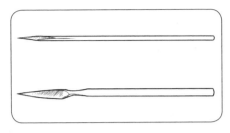

图1-1　三棱针

（二）梅花针

梅花针是由古代"毛刺"发展而来的针具，有硬柄和软柄两种规格（图1-2和图1-3），又因所用针数不同，有"梅花针"（5枚）、"七星针"（7枚）、"罗汉针"（18枚）之分。

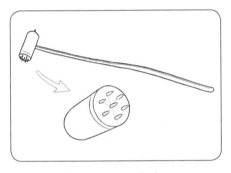

图1-2　软柄梅花针

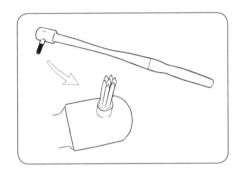

图1-3　硬柄梅花针

（三）毫针

《灵枢·九针论》说："毫针，取法于毫毛，长一寸六分，主寒热痛痹在络者也。"验之于临床，多用毫针粗者刺络放血（图1-4）。用于刺血疗法的毫针，一般以1寸左右即可，适用于小儿及虚证患者。

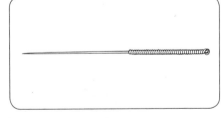

图1-4　毫针

二、刺血疗法的针法

目前，我们通常所用的针法有两种，一种是以针刺部位命名的常用针刺放血法；另一种是以刺血手法命名的常用刺血手法，但两者互为一体，后者是前者施术中操作技巧的具体体现。现分别介绍如下：

（一）常用针刺放血法

常用的刺血部位有血络（静脉）刺血法、孔穴刺血法和局部刺血法三种。

（1）血络刺血法：即用三棱针直接刺入皮下浅静脉，使其自然流出血液，血尽而止，自然止血。

（2）孔穴刺血法：即用三棱针在穴位处刺破皮肤，使之出血，待血尽而止。如果出血量不足，可在刺后用手挤压或拔火罐，以达到出血量要求。

（3）局部刺血法：即用三棱针在病变处（患部）或四肢末梢部位点刺或用梅花针叩刺局部后加拔火罐。

（二）常用刺血手法

常用的有点刺放血法、围刺放血法、捏起放血法、密刺放血法、挑刺放血法、结扎放血法和扬刺放血法7种。

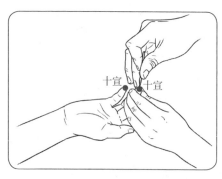

图1-5　点刺放血法（三棱针点刺十宣穴）

（1）点刺放血法（又称点刺法）：局部消毒后，先用左手拇食中三指捏紧应刺的穴位，右手持针迅速刺入半分深左右，即将针退出，然后用手挤压局部使之出血、排黏液（图1-5）。常用于十二井穴、十宣、少商放血，治疗昏厥、中暑、中风、发热、咽喉肿痛；局部排黏液，治疗腱鞘囊肿等；四缝放血、排黏液，治疗疳积、消化不良等。本法适用于四肢末梢部位。

（2）围刺放血法（又称围刺法）：适用于病灶周围。局部消毒后，右手持三棱针对准患处周围点刺数针，然后用手指轻轻挤压局部，或用拔火罐吸拔，使恶血尽出，以消肿痛（图1-6）。常用于治疗痈肿、带状疱疹后遗症等疾病。

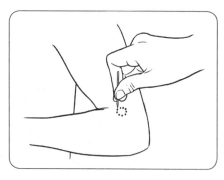

图1-6　围刺放血法

（3）捏起放血法（又称速刺法）：左手拇食二指捏起被针穴位的肌肉，右手持三棱针，或毫针刺入穴位皮肤 0.5~1 分［1（同身）寸 =10 分］深，立即将针退出，然后用手挤压出血。适用于头面部肌肉浅薄的部位，常用于印堂、攒竹、上星等穴放血。

（4）密刺放血法（又称密刺法）：用三棱针轻轻点刺或用梅花针叩刺胸腹部、颈肩背部和患处局部皮肤，使之出微量血液，或加拔火罐。适用于治疗全身性疾病和局部性疾病，如局部皮肤麻木、脱发、神经性皮炎等疾病。

（5）挑刺放血法（又称挑刺法）：施术时，局部消毒后，先用左手五指按住被刺部位周围肌肤，右手持三棱针刺入穴位及肌肉浅薄的部位后再挑破浅表部分肌肉表皮，即将针退出，然后挤压使之出血。适用于胸部、腹部背部、头面部穴位及肌肉浅薄的部位，可治疗偷针眼、痔疮等病。

（6）结扎放血法（又称缓刺法）：先用一根带子或橡皮带结扎在被针刺部位的上端，局部常规消毒后，左手拇指压在被针刺部位的下端，右手持三棱针对准被针刺穴位处的静脉（图 1-7），徐徐刺入脉中（0.5~1 分深）后即将针缓缓退出，使其流出少量血液，待黑色血液出尽，停止出血后将带子解开。再用消毒棉球按压针孔。适用于四肢部位，常用于尺泽、委中等穴放血。

（7）扬刺放血法（又称丛针扬刺法）：将数枚针捆在一起，用右手拇食中三指捏持丛针，缓缓将针压入穴内 2~5 分深，再迅速将针拔出，然后捏挤穴位局部使之出血。常用于大椎、身柱等穴放血。

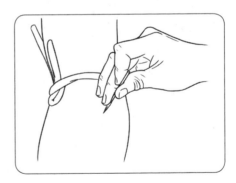

图 1-7　结扎放血法

第六节　刺血疗法的操作规程

中医针刺放血疗法有明确的规律，应该在正确诊断的基础上，选取与病证相应的穴位、血络以及病变部位进行操作，但操作方法也是决定治疗效果的关键，是刺血疗法在治疗过程中的重要体现。因此，在操作中一定要掌握好以下几个步骤和要求：

一、术前准备工作

（1）放松：患者就诊，要先让患者休息 5~10 分钟，消除疲劳、放松体态、适应环境，以利于操作。

（2）配合：在施术时，要取得患者的积极配合，必须事前做好患者的思想疏导工作，树立治病信心，同时要讲清饮食禁忌。

二、消毒

放血施治要求严格，术前一定要做好消毒工作，必备消毒包括施术病房消毒、放血针及其他必备用品的消毒、医者的手部消毒、患者的放血部位消毒等。

（1）施术病房：在医疗条件允许的情况下，医院里应设有专用病房或医疗间。专用房间要求环境肃静、光照充足、温度适宜。在医疗间里应备有相关药品、工具、缠布，并保持干净。

（2）必用工具：将放血针具、火罐等工具在消毒锅里煮沸消毒或保存在 95% 的酒精里消毒。消毒过的工具应放在干净的容器里，为放血施治提供方便。

（3）医者手部消毒：在术前，医者将指甲修好，在温水里用肥皂将手洗干净或用 75% 的酒精棉仔细擦手消毒。

（4）患者放血部位消毒：在术前，患者需保持体表干净。如放血部位在头部，则剃刮头部放血处的毛发。选取放血部位后，首先用碘酒棉球在放血部位由里向外圆形擦拭，然后用酒精棉球以同样的方法擦 1~2 次脱碘。

三、进针

进针是刺血操作中的重要步骤，也是取得治疗效果的关键，包括进针手法（即针法）、进针角度、出血量、治疗反应和治疗周期等。

（1）针刺手法（即针法）：应根据不同的治疗部位和病情选择合理的针法进行（具体针法如前述）。

（2）进针角度：一般采用斜向进针，针体与血管呈一定角度，针尖朝上，针尾朝下，这样既不易针刺贯穿血管壁导致发生血肿，又可使血液顺势自然流出。同时，进针时要控制进针深度，不可刺入过深

四、出血量

传统刺血疗法的出血量，古文献记载为"出血如豆大""微出血"，说明出血量少；"出血盈斗"说明出血量多。现代刺血疗法的出血量一般是根据患者体质强弱、病情轻重和应刺部位的不同而适度掌握。对于实证，一般认为出血量多一些效果较好；对于虚证或体质虚弱的患者，出血量宜少一些，数毫升即可。血量与进针手法（针法）、刺入度（深浅）有关。

五、治疗后反应

在进针治疗中要随时询问患者和掌握治疗过程中患者的反应情况。尤要注意反应不及、反应太过和正常反应。"反应不及"是指治疗后未出现反应感觉，说明治疗未收到治疗效果，应及时调整针刺操作手法或改变治疗方案（处方），再次施术。"反应太过"，即在治疗中出现异常情况，此时，一要立即按异常情况处理；二要调整针刺手法。

"正常反应"是指针刺放血治疗后，一般出现的两种反应：一种是刺血后患者立即感到轻松，痛苦消失；另一种反应是刺血后症状反而加重，一般在2~4天后逐渐缓解消失。还有些患者刺血治疗后出现全身倦怠无力、头昏、口渴、嗜睡等，此系病后体虚，可给患者多食高营养食品，如鱼、肉、蛋等，并让其充分休息，调养三四天后即可恢复正常。此属正常反应，可不必顾虑。

六、治疗时间

针刺放血的治疗时间，应根据病情和患者的体质强弱而定，出血量少

者，可以每日 1~2 次，深刺出血多量者，每周 2~3 次或每两周放 1 次。慢性疾病如风湿性关节炎、腰腿痛、癫痫、脑血管意外后遗症等，间隔 1~2 周刺血治疗一次；疗效不明显、患者体质较强的，可以多针刺放血治疗几次。急性疾病如急救开窍、精神病、急腹痛等，可以每日刺血治疗 1 次，病情好转后，治疗间隔日期延长，如果疗效不明显，可酌情增加针刺放血次数。

多数患者经刺血治疗 1~3 次后，即有显著效果，也有的患者刺血治疗 7~8 次始见效果。治疗次数多少、疗程多长、每次针刺放血间隔时间多长等，应听从医生决定，不要因为针刺放血治疗 1~2 次后觉得效果不明显，就轻易中断治疗。

七、出针

出针后出血，一般任其自然停止即可。若出血量过多，当达到出血量要求后要立即止血，可用碘酊棉球，或酒精棉球按压针孔 5~10 分钟，其血自止；若出血量不足，或不出血，则在出针后挤压针孔，使之出血，或按摩上端血络以加速出血，或拔火罐。

第七节　适应证和禁忌证

一、适应证

1. 内科疾病

气管炎、支气管哮喘、肺炎、高血压病、脑血管意外后遗症、胃炎、胃溃疡、胆囊炎、胆石症、慢性肾炎、各种类型的头痛、神经衰弱症、多发性神经炎等。

2. 外科疾病

坐骨神经痛、肩关节周围炎、带状疱疹、急性乳腺炎、颈椎病、梨状肌综合征、疮疡、疖肿、急性阑尾炎、血栓闭塞性脉管炎、前列腺炎、虫蛇咬伤、跌打损伤等。

3. 妇科疾病

带下病、妊娠呕吐、乳汁不足、产后尿潴留、不孕症、痛经、月经不调等。

4. 儿科疾病

小儿惊厥、高热、急性吐泻、脑炎后遗症、小儿麻痹后遗症、癫痫、遗尿、皮疹、疳积、泄泻、夜啼、流行性腮腺炎等。

5. 五官科疾病

爆发性火眼、急性结膜炎、角膜炎、睑腺炎、内耳眩晕症、鼻炎、耳鸣、耳聋、扁桃体炎等。

二、禁忌证

对于中医针刺放血疗法的禁忌证，《黄帝内经》中有详细的记载，如"大脉（大动脉）"不可刺，在患者大醉、大怒、大渴、大饥、大劳、大惊等情绪不稳、生活失常情况下也不可刺；《灵枢·五禁》中记载"五夺不可泻"，即形容已脱、大脱血之后、大汗之后、大泄之后、新产大血之后（此为五夺）不可以用刺血疗法。

现代中医学中刺血禁忌主要包括以下几个方面：

（1）体质虚弱、严重贫血及低血压者慎刺或不宜放血。

（2）患者过饥、过饱、酒醉、患血液病或出血后不易止血者应禁用放血治疗。对于饥饿、疲劳、精神高度紧张者，在进食、休息、解除思虑后方可施术治疗。

（3）孕妇及产后、习惯性流产者应慎刺或禁刺，月经期间尽量不进行针刺放血治疗。

（4）血友病、血小板减少性紫癜等凝血机制障碍者，应慎刺或禁刺。

（5）皮肤有感染、溃疡、瘢痕者，不要直接针刺患处，可在周围选穴针刺。

（6）对于严重的下肢静脉曲张者，不宜进行刺血治疗，或应谨慎针刺放血。一般下肢静脉曲张者，应选取边缘较小的静脉，并应控制出血量。

（7）传染病患者和心、肝、肾功能损害者，禁止针刺放血。

（8）外伤有大出血者禁刺。

三、注意事项

（1）术前要做好解释工作，消除患者的思想顾虑，使患者与术者密切配合。

（2）针具及刺血部位应严格消毒，以防感染。

（3）要选择合适体位，原则是既要使患者舒适，又要便于施术操作。

（4）要熟悉解剖结构，避开动脉血管，切忌误刺。在临近重要内脏的部位刺血时，切忌深刺。

（5）操作要熟练、适中，手法要快、准、稳，针刺宜浅，出血不要过多。

（6）操作中要密切观察患者的治疗反应，一旦发生异常情况要及时处理。

（7）如病已大减，则不应继续刺血，以免损伤人体正气。

另外，毫针禁刺的某些腧穴，原则上也禁止刺血。

四、意外情况处理

（1）刺血时若发生晕针，应立即停针止血，让患者平卧休息、适当饮用温开水，严重者可用毫针刺激人中、涌泉等穴。

（2）刺血治疗后若发生血肿，可用手指挤压出血或用火罐拔出，如仍不消，可用热敷促使吸收消散。

（3）刺血时若误刺伤到动脉，应用消毒纱布局部加压止血，出血即可停止。

第八节　刺血常用腧穴

一、头面部常用腧穴

翳风

【特异性】交会穴之一，手足少阳经之会。

【标准定位】在耳垂后，当乳突与下颌骨之间凹陷处。（图1-8）

【主治】耳部疾患：耳鸣，耳聋，聤耳，聋哑，中耳炎。面颊部疾患：口眼歪斜，牙关紧闭，齿痛，颊肿。

角孙

【特异性】交会穴之一，手足少阳、手阳明、手太阳之会。

【标准定位】在头部，折耳郭向前，当耳尖直上入发际处。（图1-8）

【主治】耳部肿痛，目赤肿痛，齿痛，头痛，项强。

迎香

【特异性】手足阳明之会。

【标准定位】在鼻翼外缘中点旁，鼻唇沟中。（图1-9）

【主治】鼻部疾患：鼻塞，不闻香臭，鼻衄，鼻渊。面部疾患：面痒，面浮肿。其他：胆道蛔虫。

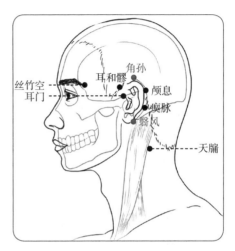

图1-8　翳风、角孙

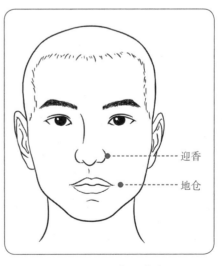

图1-9　迎香、地仓

地仓

【特异性】交会穴之一，阳跷脉、手足阳明之会。

【标准定位】在面部，瞳孔直下，与口角相平，约当口角旁 0.4 寸处。（图 1-9）

【主治】面颊、口齿疾患：唇缓不收，口角歪斜，流涎，齿痛颊肿，眼睑𪙊动。

颊车

【标准定位】在面颊部，下颌角前上方约一横指（中指），当咀嚼时咬肌隆起，按之凹陷处。（图 1-10）

【取法】正坐或侧伏，如上下齿用力咬紧，有一肌肉（咬肌）凸起，放松时，用手切掐有凹陷，胀处是穴。

【主治】口眼㖞斜，牙关紧闭，颊肿、齿痛、失音，颈项强痛。

下关

【特异性】交会穴之一，足阳明、足少阳之会。

【标准定位】在面部，耳前方，颧弓与下颌切迹所形成的凹陷处。（图 1-10）

【取法】正坐或侧伏，颧骨下缘，下颌骨髁状突稍前方，闭口取穴。

【主治】面颊疾患：口眼歪斜，面疼。口齿疾患：齿痛，牙关开合不利，口噤。耳部疾患：耳聋，耳鸣，聤耳，眩晕，中耳炎，聋哑。

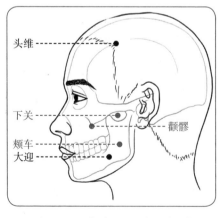

图 1-10　颊车、下关、颧髎

颧髎

【特异性】交会穴之一，手少阳、太阳之会。

【标准定位】在面部，当目外眦直下，颧骨下缘凹陷处。（图 1-10）

【取法】正坐或仰卧位，于颧骨下缘平线与目外眦角垂线之交点处，约与迎香同高。

【主治】面部疾患：颊肿，面赤，面痛，目黄，眼睑𪙊动，口歪，龈肿齿痛，唇痛。面肌痉挛，面神经麻痹，三叉神经痛，齿神经炎。

攒竹

【**标准定位**】在面部，当眉头陷中，眶上切迹处。（图1-11）

【**主治**】神经系统疾病：头痛，眉棱骨痛，眼睑眴动，口眼㖞斜；五官科系统疾病：目赤肿痛，迎风流泪，近视，目视不明等；其他：腰背肌扭伤，膈肌痉挛。

承浆

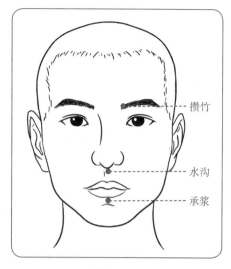

图 1-11　攒竹、承浆、水沟

【**特异性**】交会穴之一，手足阳明、督脉、任脉之会。

【**标准定位**】在面部，当颏唇沟的正口凹陷处。（图1-11）

【**主治**】中风昏迷，癫痫，口眼㖞斜，唇紧等；面肿，齿痛，龈肿，流涎，口舌，生疮，暴喑不言等。

百会

【**特异性**】交会穴之一，手足三阳、督脉、足厥阴俱会于此。

【**标准定位**】在头部，当前发际正中直上5寸，或两耳尖连线的中点处。（图1-12）

【**取法**】正坐位，于前、后发际连线中点向前1寸处是穴。

【**主治**】神志疾患：尸厥，惊悸，中风不语，瘛疭，癫痫，癔病，耳鸣，眩晕。脾气不升：脱肛，痔疾，阴挺。

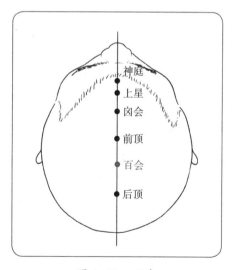

图 1-12　百会

水沟（人中）

【**特异性**】交会穴之一，督脉、手足阳明之会。

【标准定位】在面部，当人中沟的上 1/3 与中 1/3 交点处。（图 1-11）

【主治】神志疾患：昏迷，晕厥，中暑，癫痫，急慢惊风，牙关紧闭，瘟疫，黄疸，霍乱。五官科系统疾病：齿痛，喎僻，风水面肿，鼻塞，鼻衄等。其他：脊膂强痛，挫闪腰痛等。

二、颈肩背部常用腧穴

天柱

【标准定位】在项部，在筋（斜方肌）外缘之后发际凹陷中，约当后发际正中旁开 1.3 寸。（图 1-13）

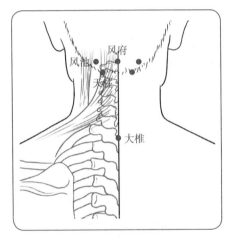

图 1-13　天柱、大椎、风府、风池

【取法】正坐低头或俯卧位，先取哑门，再旁开 1.3 寸，当斜方肌外侧取之。

【主治】头痛，项强，鼻塞不闻香臭，目赤肿痛，咽痛，肩背痛，足不任身。

大椎

【特异性】交会穴之一，手足三阳经、督脉之会。

【标准定位】在项部，当后正中线上，第 7 颈椎棘突下凹陷中。（图 1-13）

【取法】俯卧或正坐低头位，于颈后隆起最高且能屈伸转动者为第 7 颈椎，于其下间处取穴。

【主治】外感疾患：发热恶寒，头项强痛，肩背痛，风疹。胸肺疾患：肺胀胁满，咳嗽喘急。心神疾患：癫狂，小儿惊风。本经脉循行所过部位的疾患：颈项强直，角弓反张，肩颈疼痛。颈椎病，落枕，小儿麻痹后遗症，小儿舞蹈病。

风府

【特异性】交会穴之一，足太阳经、督脉、阳维脉之会。

【标准定位】在项部，当后发际正中直上 1 寸，枕外粗隆直下，两侧斜方肌之间凹陷处。正坐，头稍前倾位取穴。（图 1-13）

【取法】正坐，头稍前倾位取穴。

【主治】外感疾患：太阳中风，头痛，振寒汗出。头项五官疾患：颈项强痛，目眩，鼻塞，鼻衄，咽喉肿痛，中风舌强难言。神志疾患：狂走，狂言，妄见。

风池

【特异性】交会穴之一，足少阳经、阳维脉之会。

【标准定位】在项部，当枕骨之下，与风府相平，胸锁乳突肌与斜方肌上端之间的凹陷处。（图 1-13）

【取法】正坐或俯伏，于项后枕骨下两侧凹陷处，当斜方肌上部与胸锁乳突肌上端之间取穴。

【主治】外感疾患：头痛发热，洒淅振寒，热病汗不出，颈项强痛。头目疾患：头痛头晕，目赤肿痛，迎风流泪，翳膜遮睛，目视不明，雀目，青盲，面肿，口歪。耳鼻疾患：鼻渊，鼻衄，耳鸣耳聋。神志疾患：失眠，癫痫，中风昏危，气厥。

肩井

【特异性】交会穴之一，手足少阳经、阳维脉之会。

【标准定位】在肩上，当大椎穴与肩峰的连线的中点（图 1-14）。

【取法】正坐，于第 7 颈椎棘突高点至锁骨肩峰端连线的中点处取穴，向下直对乳头；或医生以手掌后第 1 横纹按在患者肩胛冈下缘，拇指按在第 7 颈椎下，其余四指并拢按在肩上，食指靠于颈部，中指屈曲，中指尖处即是穴。

【主治】项、肩、背部疾患：肩臂疼痛，手臂不举，颈项强，腰髋痛。妇科疾患：难产，崩漏，胎衣不下，产后乳汁不下。其他：瘰疬，诸虚百劳。

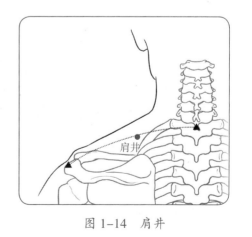

图 1-14 肩井

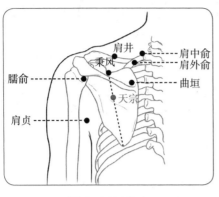

图 1-15　天宗

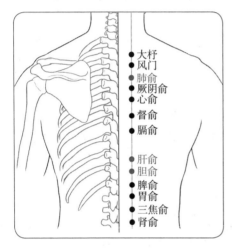

图 1-16　肺俞、肝俞、胆俞

天宗

【**标准定位**】在肩胛部，当冈下窝中央凹陷处，与第 4 胸椎相平。（图 1-15）

【**取法**】前倾坐位或俯卧位，在冈下缘与肩胛骨下角的等分线上，当上、中 1/3 交点处；或肩胛冈下缘与肩胛骨下角连一直线，与第 4 胸椎棘突下间平齐处，与臑俞、肩贞成三角形处是穴。

【**主治**】肩胛痛、肘臂外后侧痛、气喘、乳痈。

肺俞

【**特异性**】背俞之一，肺之背俞穴。

【**标准定位**】在背部，当第 3 胸椎棘突下，旁开 1.5 寸。（图 1-16）

【**主治**】胸肺疾患：咳嗽上气，胸满喘逆，咯血，喉痹，自汗盗汗，骨蒸潮热，胸闷心悸。背部疾患：背偻如龟，脊背疼痛。皮肤病：皮肤瘙痒症，荨麻疹，痤疮。其他：眩晕，呕吐，黄疸，癫狂，肉痛皮痒。

肝俞

【**特异性**】背俞之一，肝之背俞穴。

【**标准定位**】在脊柱区，第 9 胸椎棘突下，后正中线旁开 1.5 寸。（图 1-16）

【**主治**】肝胆疾患：脘腹胀满，胸胁支满，黄疸结胸，吞酸吐食，饮食不化，心腹积聚痞。神志疾患：癫狂，痫证。眼病：目赤痛痒，胬肉攀睛，目生白翳，多眵，雀目，青盲，目视不明。血证：咯血，吐血，鼻衄。经筋病：颈项强痛，腰背痛，寒疝。妇人疾患：月经不调，闭经，痛经。其他：头痛、眩晕。

胆俞

【**特异性**】背俞之一，胆之背俞穴

【**标准定位**】在脊柱区，第 10 胸椎棘突下，后正中线旁开 1.5 寸。（图1-16）

【**主治**】黄疸，肺痨。

脾俞

【**特异性**】背俞之一，脾之背俞穴。

【**标准定位**】在背部，当第 11 胸椎棘突下旁开 1.5 寸处。（图 1-17）

【**主治**】脾胃肠疾患：腹胀，呕吐，泄泻，痢疾，完谷不化，噎膈，胃痛。血证：吐血，便血，尿血。其他：黄疸，水肿，羸瘦，痃癖积聚，四肢不收，遗精，白浊，喘息，腰背痛。

胃俞

【**特异性**】背俞之一，胃之背俞穴。

【**标准定位**】在背部，当第 12 胸椎棘突下，旁开 1.5 寸处。（图 1-17）

【**主治**】脾胃肠疾患：胃脘痛，反胃，呕吐，肠鸣，完谷不化，噎膈，泄泻，痢疾，小儿疳积。其他：腰脊挛痛，痿症，咳嗽，经闭，痛疽；神经衰弱，进行性肌营养不良。

心俞

【**特异性**】背俞之一，心之背俞穴。

【**标准定位**】在背部，当第五胸椎棘突下，旁开 1.5 寸处。（图 1-17）

【**主治**】心脏疾患：胸引背痛，心痛，心悸，心烦胸闷。神志疾患：癫狂，痫证，失眠，健忘，悲愁恍惚。其他：梦遗，盗汗，溲浊；气喘，咳嗽咯血；呕吐不食，噎膈；

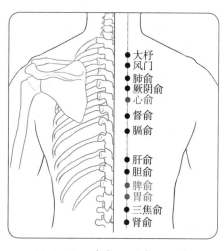

图 1-17 脾俞、胃俞、心俞

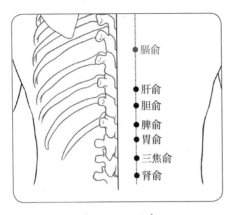

图 1-18　膈俞

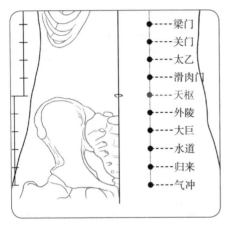

图 1-19　天枢

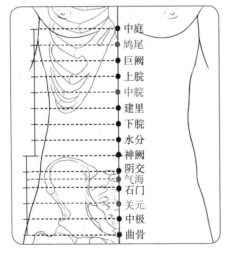

图 1-20　关元、气海、中脘、鸠尾

肩背痛，痈疽发背。

膈俞

【特异性】八会穴之血会。

【标准定位】在脊柱区，第 7 胸椎棘突下，后正中线旁开 1.5 寸。（图1-18）

【主治】血证：咯血，衄血，便血，产后败血冲心。心胸疾患：心痛，心悸，胸痛，胸闷。脾胃疾患：呕吐，呃逆。肺系疾患：盗汗。皮肤病：荨麻疹，湿疹等。

三、胸腹部常用腧穴

天枢

【特异性】大肠的募穴。

【标准定位】在腹部，横平脐中，前正中线旁开 2 寸。（图1-19）

【主治】肠胃疾患：呕吐纳呆，腹胀肠鸣，绕脐切痛，脾泄不止，赤白痢疾，便秘。

关元

【特异性】小肠的募穴。

【标准定位】在下腹部，脐中下 3 寸，前正中线上。（图1-20）

【主治】小腹疾患，妇人疾患，肠胃疾患，虚证。

气海

【标准定位】在下腹部，脐中下

1.5 寸，前正中线上。（图 1-20）

【主治】小腹疾患，妇人疾患，肠胃疾患，虚证。

中脘

【特异性】八会穴之一，腑会。

【标准定位】在上腹部，脐中上 4 寸，前正中线上。（图 1-20）

【主治】脾胃疾患。神志疾患：中暑，脏躁，癫狂，尸厥，头痛。其他：喘息不止，月经不调，经闭，妊娠恶阻。

鸠尾

【特异性】任脉的络穴。

【标准定位】在上腹部，胸剑结合部下 1 寸，前正中线上。（图 1-20）

【主治】胸满咳逆。

膻中

【特异性】八会穴之一，气会。

【标准定位】在胸部，横平第 4 肋间隙，前正中线上。（图 1-21）

【主治】胸肺疾患：胸闷，气短，咳喘。其他：噎膈，产妇乳少，小儿吐乳。

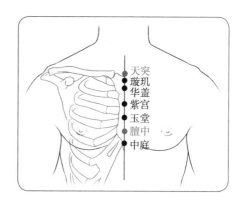

图 1-21　膻中、天突

天突

【标准定位】在颈前区，胸骨上窝中央，前正中线上。（图 1-21）

【主治】胸肺疾患：哮喘，咳嗽，咯吐脓血。颈部疾患：暴暗，咽喉肿痛，瘿气，梅核气。其他：心与背相控而痛，瘾疹。

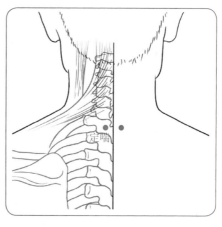

图 1-22　定喘

定喘

【标准定位】在脊柱区，横平第 7 颈椎棘突下，后正中线旁开 0.5 寸。（图 1-22）

【主治】呼吸系统疾病：支气管炎，支气管哮喘，百日咳。其他：麻疹，肩背软组织疾患，落枕等。

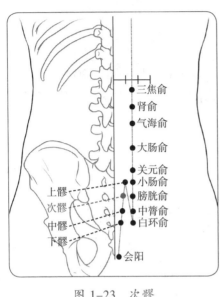

图 1-23　次髎

三焦俞
肾俞
气海俞
大肠俞
关元俞
小肠俞
上髎
次髎
膀胱俞
中膂俞
白环俞
中髎
下髎
会阳

四、腰骶部常用腧穴

次髎

【标准定位】在骶区，正对第2骶后孔中。（图 1-23）

【主治】月经不调，带下，遗精，阳痿，阴挺，二便不利，腰骶痛，膝软。

长强

【特异性】督脉的络穴。

【标准定位】在会阴区，尾骨下方，尾骨端与肛门连线的中点处。（图 1-24）

【取法】俯卧位或膝胸卧位，按取尾骨下端与肛门之间的凹陷处取穴。

【主治】泄泻，便秘，便血，痔疾，脱肛。

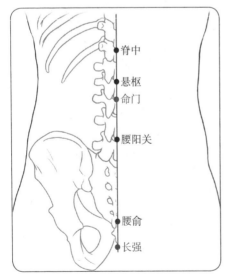

图 1-24　长强、命门

脊中
悬枢
命门
腰阳关
腰俞
长强

命门

【标准定位】在脊柱区，第2腰椎棘突下凹陷中，后正中线上。（图 1-24）

【取法】俯卧位，先取后正中线约与髂嵴平齐的腰阳关，在腰阳关向上两个棘突其上方的凹陷处是穴。一说本穴在与脐相对的棘突下缘。

【主治】生殖疾患：遗精，阳痿，不孕，白浊，赤白带下。二便疾患：遗尿，小便不利，泄泻。腰骶、下肢疾患：腰脊强痛，虚损腰痛，下肢痿痹。其他：汗不出，寒热痎疟，小儿发痫。

至阳

【**标准定位**】在脊柱区，第7胸椎棘突下凹陷中，后正中线上。（图1-25）

【**取法**】俯卧位，双臂紧贴身体两侧，与两肩胛骨下角相平的第7胸椎棘突下方是穴。

【**主治**】胸胁胀痛，黄疸，腰痛疼痛，脊强。

肾俞

【**特异性**】背俞穴之一，通肾。

【**标准定位**】在脊柱区，第2腰椎棘突下，后正中线旁开1.5寸。（图1-26）

【**取法**】俯卧位，先取与脐相对的命门穴，再于命门旁1.5寸处取穴。

【**主治**】遗精，阳痿，月经不调，白带，不孕；遗尿，小便不利，水肿，腰膝酸痛；目昏，耳鸣，耳聋。

大肠俞

【**标准定位**】在脊柱，当第4腰椎棘突下，后正中线旁开1.5寸。（图1-26）

【**主治**】腹痛，腹胀，泄泻，肠鸣，便秘，痢疾，腰脊强痛等。

腰阳关

【**标准定位**】在脊柱区，第4腰椎棘突下凹陷中，后正中线上。（图1-27）

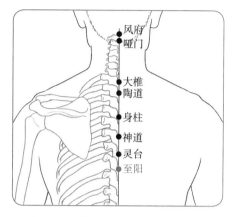

图 1-25　至阳

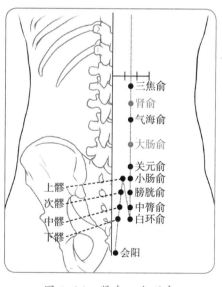

图 1-26　肾俞、大肠俞

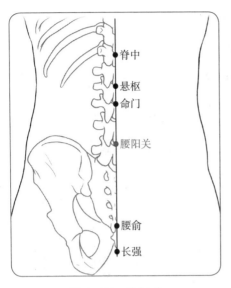

图 1-27　腰阳关

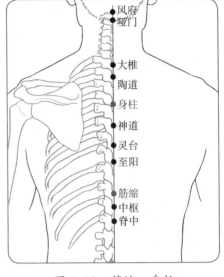

图 1-28　筋缩、身柱

【取法】俯卧位，先按取两髂嵴，髂嵴平线与正中线交点处相当于第 4 腰椎棘突，棘突下方凹陷处即是本穴。

【主治】腰骶痛，下肢痿痹，遗精，阳痿，月经不调。

筋缩

【标准定位】在脊柱区，第 9 胸椎棘突下凹陷中，后正中线上。（图 1-28）

【主治】抽搐，脊强，四肢不收，筋挛拘急，癫痫，惊痫等。

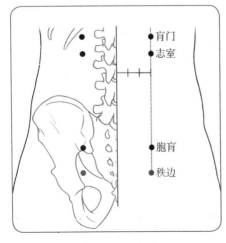

图 1-29　秩边

身柱

【标准定位】在脊柱区，第 3 胸椎棘突下凹陷中，后正中线上。（图 1-28）

【主治】咳嗽，气喘，疔疮发背。

秩边

【标准定位】在骶区，横平第 4 骶后孔，骶正中嵴旁开 3 寸。（图 1-29）

【取法】俯卧位，与骶管裂孔相

平，后正中线旁开 3 寸处取穴。

【主治】腰骶痛，下肢痿痹，痔疾，大小便不利。

环跳

【标准定位】在臀区，股骨大转子最凸点与骶管裂孔连线上的外 1/3 与 2/3 交点处。（图 1-30）

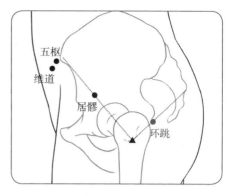

图 1-30　环跳

【取法】侧卧，下侧腿伸直，上侧腿屈髋呈 90°，以小指关节横纹按在大转子上，拇指指脊柱，当拇指尖止处是穴；侧卧，于大转子后方凹陷处，约当股骨大转子与骶管裂孔连线的中外 1/3 交点处取穴。

【主治】腰腿疼痛：腰胯疼痛，挫闪腰痛，下肢痿痹，膝踝肿痛。其他：遍身风疹，半身不遂。

承扶

【标准定位】在股后区，臀沟的中点。（图 1-31）

【主治】腰、骶、臀、股部疼痛，下肢瘫痪，痔疮。

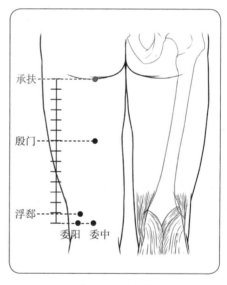

图 1-31　承扶

五、四肢部常用腧穴

肘髎

【标准定位】在臂外侧，屈肘，曲池上方 1 寸，当肱骨边缘处。（图 1-32）

【取法】在臂外侧，屈肘取穴，从曲池向外斜上方 1 寸，当肱三头肌的外缘、肱骨边缘处。

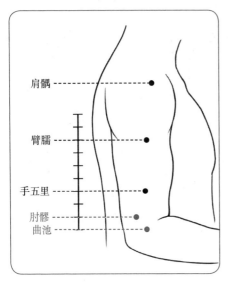

图 1-32 肘髎、曲池

【主治】肩臂肘疼痛，上肢麻木、拘挛，风劳嗜卧。其他：瘰疬诸瘿，吐血，风热瘾疹。

曲池

【特异性】五输穴之一，手阳明大肠经合穴。

【标准定位】屈肘，在肘横纹桡侧凹陷处。（图 1-32）

【取法】屈肘成直角，当肘弯横纹尽头处即是穴；屈肘，于尺泽与肱骨外上髁连线的中点处取穴。

【主治】外感疾患：咽喉肿痛，咳嗽，气喘，热病。胃肠疾患：腹痛，吐泻，痢疾，肠痛，便秘。头面疾患：齿痛，目赤痛，目不明。皮肤病：疮，疥，瘾疹，丹毒。神志疾患：心中烦满，癫狂，善惊，头痛。本经脉所过部位的疾患：手臂肿痛，上肢不遂，手肘肩无力，肩膊、臂神经疼痛。其他：消渴，水肿，月经不调，乳少。

尺泽

【特异性】五输穴之一，手太阴肺经合穴。

【标准定位】在肘横纹中，肱二头肌腱桡侧凹陷中。（图 1-33）

【主治】肺部疾患：咳嗽，气喘，咯血，咽喉肿痛，胸部胀满。热病：潮热，舌干，咽喉肿痛，小儿惊风，乳痈。胃肠疾患：吐泻，绞肠痧。本经脉所过部位的疾患：肘臂挛痛。

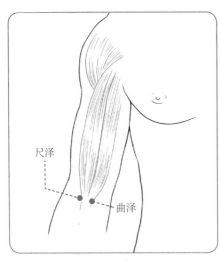

图 1-33 尺泽、曲泽

曲泽

【**特异性**】五输穴之一，手厥阴心包经合穴。

【**标准定位**】在肘横纹中，当肱二头肌腱的尺侧缘。（图1-33）

【**取法**】掌心向上，微屈肘，在肘横纹中、肱二头肌腱的尺侧，避开血管取穴。

【**主治**】心脑疾患：心痛善惊，心悸，心烦。脾胃疾患：口干，呕吐，呕血，霍乱。本经脉所过部位的疾患：肘臂挛痛不伸。其他：痧症，风疹，身热烦渴、伤寒。

手三里

【**标准定位**】在前臂背面桡侧，当阳溪与曲池连线上，肘横纹下2寸。（图1-34）

【**取法**】屈肘取穴。屈肘作置，取手阳明经经穴，手三里即在肘端（肱骨外上髁）下3寸处。

【**主治**】胃肠疾患：腹痛。头面疾患：齿痛，失音，颊肿，舌痛，目赤痛，目不明。本经脉所过部位的疾患：手臂肿痛，上肢不遂，手肘肩无力，腰痛，肘挛不伸，肩臂痛。

外关

【**特异性**】手少阳三焦经络穴。八脉交会穴之一，交阳维脉。

【**标准定位**】在前臂背侧，当阳

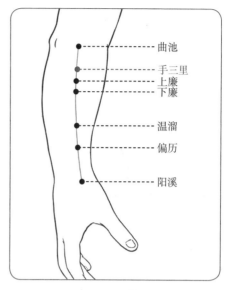

图1-34　手三里

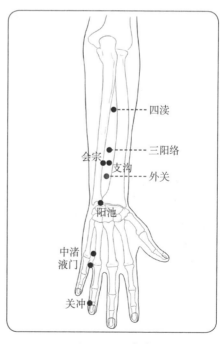

图1-35　外关

池与肘尖的连线上，腕背横纹上2寸，尺骨与桡骨之间。（图1-35）

【取法】伸臂俯掌，于腕背横纹中点直上2寸，尺、桡骨之间，与内关穴相对处取穴。

【主治】外感疾患：热病，咳嗽，疟腮，感冒。头面耳目疾患：头痛，耳鸣，颊痛，鼻衄，牙痛，目赤肿痛。精神神经系统疾病：急惊风。消化病：腹痛，便秘，肠痛，霍乱，本经脉所过部位的疾患：胸胁痛，五指尽痛，不能握物，肘臂屈伸不利，上肢筋骨疼痛，手颤，肩痛。

内关

【特异性】手厥阴心包经络穴。八脉交会穴之一，交阴维。

【标准定位】在前臂掌侧，当曲泽与大陵穴的连线上，腕横纹上2寸。（图1-36）

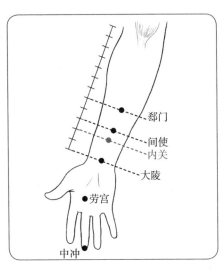

图1-36　内关

【取法】伸臂掌心向上，于掌后第一横纹正中（大陵）直上2寸，当掌长肌腱与桡侧腕屈肌腱之间处取穴。

【主治】心神血脉疾患：心痛，心悸，善惊，心烦，失眠，脏躁，癫痫，狂妄。脾胃疾患：胸胁支满，胃脘疼痛，呕吐，呃逆，黄疸，妊娠恶阻。胸部疾患：胸胁支满，哮喘，乳癖，乳汁缺乏。本经脉所过部位的疾患：肘臂挛痛。其他：产后血晕，痛经，月经不调，热病汗不出，头项强，目昏，面赤肌热，脱肛。

列缺

【特异性】手太阴肺经络穴。八

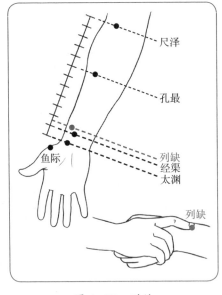

图1-37　列缺

脉交会穴之一，交任脉。

【标准定位】在前臂桡侧缘，桡骨茎突上方，腕横纹上 1.5 寸，当拇短伸肌腱与拇长展肌腱之间。(图 1-37)

【取法】以左右两手虎口交叉，一手食指按在另一手的桡骨茎突上，当食指尖到达之凹陷处是穴。或立掌或侧掌，把指向外上方翘起，先取两筋之间的阳溪穴上，在阳溪穴上 1.5 寸的桡骨茎突中部有一凹陷即是。

【主治】肺系疾患：咳嗽，气喘，少气不足以息。头项五官疾患：偏正头痛，项强，口眼歪斜，牙痛，咽喉痛，鼻渊。本经脉循行所过部位疾患：掌中热，上肢不遂，手腕无力。其他：惊痫，尿血，小便热，阴茎痛。荨麻疹，无脉症，遗尿。

阳溪

【特异性】五输穴之一，手阳明大肠经经穴。

【标准定位】在腕上桡侧，当拇短伸肌腱与拇长伸肌腱之间凹陷处。(图 1-38)

【取法】拇指上翘，在手腕桡侧，当两筋（拇长伸肌腱与拇短伸肌腱）之间，腕关节桡侧处取穴。

【主治】头面、五官疾患：头痛厥逆，目赤肿痛，耳聋，耳鸣，鼻衄，齿痛，咽喉肿痛，舌本痛，吐舌。神志病：热病心烦，癫狂，痫证，狂言，善笑，妄见。本经脉所过部位的疾患：手腕痛，五指拘急。其他：胸满不得息，肠澼，瘾疹，痂疥。

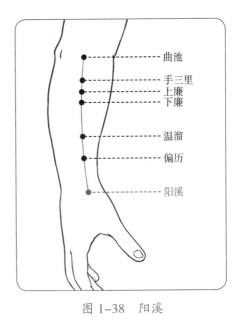

曲池
手三里
上廉
下廉
温溜
偏历
阳溪

图 1-38　阳溪

神门

【特异性】五输穴之一，手少阴心经输穴。手少阴心经原穴。

【标准定位】在腕部，腕掌侧横纹尺侧端，尺侧腕屈肌腱的桡侧缘凹陷

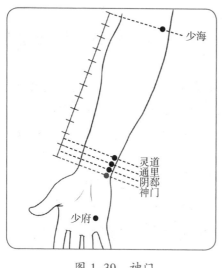

图 1-39　神门

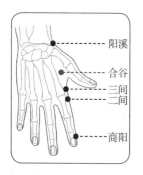

图 1-40　合谷

处（图 1-39）。

【取法】掌心向上，于豌豆骨后缘桡侧，当掌后第 1 横纹上取穴。

【主治】神志疾患：心烦，善忘，不寐，痴呆，癫狂，痫症，头痛头昏。心系疾患：心痛，心悸，怔忡；冠心病，心律不齐。本经脉所过部位的疾患：目眩，目黄，咽干，失音，手臂寒痛，麻木；尺神经麻痹，无脉症，舌骨肌麻痹。其他：喘逆上气，呕血，热病不嗜食。

合谷

【特异性】手阳明大肠经原穴。

【标准定位】在手背，第 1、2 掌骨之间，当第 2 掌骨桡侧之中点处。（图 1-40）

【取法】拇、食两指张开，以另一手的拇指关节横纹放在虎口上，当虎口与第 1、2 掌骨结合部连线的中点；或将拇、食指合拢，在肌肉的最高处取穴。

【主治】外感疾患：热病无汗，汗出伤风，咳嗽哮喘，疟腮，喉痹。头面五官疾患：头痛目眩，鼻塞鼻衄，鼻渊，耳聋耳鸣，目赤肿痛，眼睑下垂，牙痛，龋肿，咽喉肿痛，口疮，口噤，口眼歪斜，舌痛。胃肠疾患：胃、腹痛，便秘，痢疾。妇人疾患：月经不调，痛经，经闭，滞产，胎衣不下，恶露不止，乳少。本经脉所过部位的疾患：指挛，手指屈伸不得，臂痛，上肢不遂。其他：瘾疹，皮肤瘙痒，荨麻疹，久疟，高血压，无脉症，小儿舞蹈病。

鱼际

【特异性】五输穴之一，手太阴肺经荥穴。

【标准定位】在手拇指本节（第 1 掌指关节）后凹陷处，约当第 1 掌骨中点桡侧，赤白肉际处。（图 1-41）

【取法】侧掌、微握掌、腕关节稍向下屈，于第1掌骨中点赤白肉际处取穴。

【主治】肺系疾患：咯血，失音，喉痹，咽干。热病：身热头痛，乳痛，掌中热。本经脉所过部位的疾患：肘挛，指痛。其他：目眩，腹满，腹痛食不下，心悸，小儿单纯性消化不良。

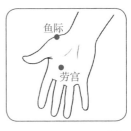

图 1-41　鱼际、劳宫

劳宫

【特异性】五输穴之一，手厥阴心包经荥穴。

【标准定位】在手掌心，当第 2、3 掌骨之间偏于第 3 掌骨，屈指握拳时中指尖处。（图 1-41）

【取法】屈指握拳，以中指、无名指尖切压在掌心横纹，当 2、3 掌骨之间，紧靠第 3 掌骨桡侧缘处是穴。

【主治】心胸疾患：心痛，心悸，胸胁支满，胁痛，气逆。神志疾患：心烦善怒，喜笑不休，癫狂，小儿惊厥。热病：溺赤，大便下血。本经脉所过部位的疾患：掌中热，鹅掌风，手指麻木；手掌多汗症。其他：目黄，口中糜烂。口腔炎。

少商

【特异性】五输穴之一，手太阴肺经井穴。

【标准定位】定位：在手拇指末节桡侧，距指甲角 0.1 寸。（图 1-42）

【取法】侧掌，微握拳，拇指上翘，手拇指爪甲桡侧缘和基底部各作一线，相交处取穴。

【主治】肺系疾患：咳嗽，气喘，喉痹，鼻衄。神志疾患：中风昏迷，癫狂，小儿惊风。本经脉所过部位的疾患：指腕挛急。其他：热病，中暑呕吐，心下满。

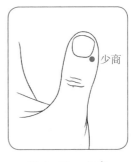

图 1-42　少商

风市

【标准定位】在大腿外侧部的中线上，当腘横纹上 7 寸处；或直立垂手时，中指尖处。（图 1-43）

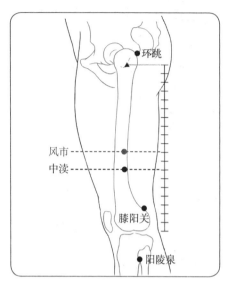

图 1-43　风市

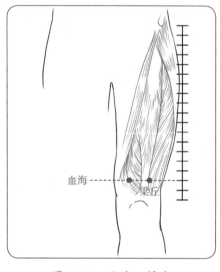

图 1-44　血海、梁丘

【**主治**】中风半身不遂、下肢痿痹、脚气、遍身瘙痒。

血海

【**标准定位**】屈膝，在大腿内侧，髌底内侧端上 2 寸，当股四头肌内侧头的隆起处。（图 1-44）

【**取法**】正坐屈膝，于髌骨内上缘上 2 寸，当股内侧肌突起中点处取穴；或正坐屈膝，医生面对患者，用手掌按在患者髌骨上，掌心对准髌骨顶端，拇指向内侧，当拇指尖所到之处是穴。

【**主治**】脾胃疾患：气逆，腹胀。妇人疾患：崩漏、丹毒、月经过多、月经不调，痛经，白带过多，产后血晕，恶露不行，女子瘕瘕。皮肤病：湿疹，荨麻疹，丹毒，疥疮。其他：小便不利。本经脉所过部位的疾患：膝痛，股内侧痛，脚气，痿证。

梁丘

【**特异性**】足阳明胃经之郄穴。

【**标准定位**】屈膝，在大腿前面，当髂前上棘与髌骨外上缘的连线上，髌骨外缘上 2 寸。（图 1-44）

【**主治**】脾胃疾患：胃脘疼痛，肠鸣泄泻。本经脉所过部位的疾患：膝脚腰痛，冷痹不仁，鹤膝风，下肢不遂，乳痈。

委中

【**特异性**】五输穴之一，足太阳膀胱经合穴。膀胱下合穴。

【**标准定位**】在腘横纹中点，当股二头肌腱与半腱肌的中间。俯卧位取穴。（图1-45）

【**主治**】本经脉所过部位的疾患：腰脊痛，尻股寒，髀枢痛，风寒湿痹，半身不遂，筋挛急，脚弱无力，脚气。皮肤疾患：丹毒，疔疮，疖肿，肌衄，皮肤瘙痒。肠胃疾患：腹痛，吐泻。

委阳

【**特异性**】下合穴之一，三焦下合穴。

【**标准定位**】在腘横纹外侧端，当股二头肌腱内侧缘处。（图1-45）

【**取法**】俯卧位，先取腘窝正中的委中穴，向外1寸处取穴。

【**主治**】二阴疾患：小便淋沥，遗溺，癃闭，便秘。本经脉所过部位的疾患：腰背痛，肢筋急痛，腿足挛缩。其他：腋下肿，胸腹胀。

阳陵泉

【**特异性**】五输穴之一，足少阳胆经合穴。八会穴之一，筋会。

【**标准定位**】在小腿外侧，当腓骨头前下方凹陷中。正坐屈膝垂足取穴。（图1-46）

【**主治**】头面疾患：头痛，耳鸣，耳聋，目痛，颊肿。胸部疾患：胸胁痛，乳肿痛，气喘，咳逆。胆肝疾患：胸胁支满，胁肋疼痛，呕吐胆汁，寒热往来，黄疸。本经脉所过部位的疾患：膝肿痛，下肢痿痹、麻木，脚胫酸痛，筋挛、筋软、筋缩、筋紧，脚气，半身不遂。其他：虚劳失精，小便不禁，遗尿。

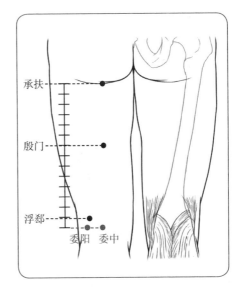

图1-45 委中、委阳

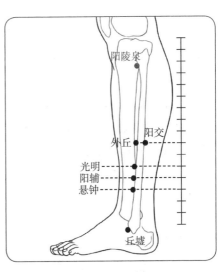

图1-46 阳陵泉

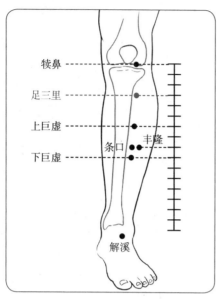

图 1-47 足三里

足三里

【特异性】五输穴之一，足阳明胃经合穴。胃下合穴。

【标准定位】在小腿前外侧，当犊鼻下 3 寸，距胫骨前嵴约 1 横指。（图 1-47）

【取法】

（1）正坐屈膝，于外膝眼（犊鼻）直下 3 寸，距离胫骨前嵴一横指处取穴。（2）正坐屈膝，用手从膝盖正中往下摸取胫骨粗隆。在胫骨粗隆外下缘直下 1 寸处是穴。

【主治】肚腹疾患：胃痛，呕吐，腹胀，肠鸣，消化不良，泄泻，便秘，痢疾，霍乱遗矢，疳积。心神疾患：心烦，心悸气短，不寐，癫狂，妄笑，中风。胸肺疾患：喘咳痰多，喘息，虚痨，咯血。少腹疾患：小便不利，遗尿，疝气。妇人疾患：乳痈，妇人血晕，子痫，妊娠恶阻，赤白带下，痛经，滞产，产后腰痛，妇人脏躁。经脉所过部位的疾患：膝胫酸痛，下肢不遂，脚气。坐骨神经痛，下肢瘫痪，膝关节及周围软组织疾患。其他：水肿，头晕，鼻疾，耳鸣，眼目诸疾，真气不足，脏气虚惫，五劳七伤。

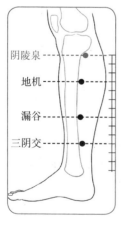

图 1-48 阴陵泉

阴陵泉

【特异性】五输穴之一，足太阴脾经合穴。

【标准定位】在小腿内侧，当胫骨内侧髁后下缘凹陷处。（图 1-48）

【取法】正坐屈膝或仰卧，于膝部内侧，胫骨内侧髁后下方约胫骨粗隆下缘平齐处取穴。

【主治】脾胃疾患：腹痛，腹胀，食欲不振，黄疸，霍乱吐泻。脾肾疾患：水肿，小便不利或失禁，遗尿，遗精，阳痿。妇人疾患：月经不调，痛经，带下。皮肤病：湿疹，荨麻疹，疥疮。本经脉所过部位的疾患：膝痛，脚气，痿证。其他：心悸，多寐，头晕，头痛，咳嗽痰多。

承山

【标准定位】在小腿后面正中，委中与昆仑之间，当伸直小腿或足跟上提时腓肠肌肌腹下出现尖角凹陷处。（图1-49）

【取法】俯卧位，下肢伸直，足趾挺而向上，其腓肠肌部出现人字陷纹，从其尖下取穴。

【主治】痔疮、便秘、脱肛、癫疾、鼻衄、疝气、腰背疼、腿痛。

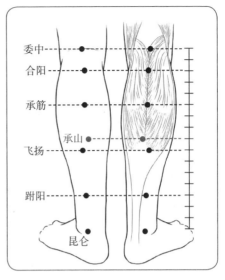

图1-49　承山

绝骨

【特异性】八会穴之一，髓会。

【标准定位】在小腿外侧，外踝尖上3寸，当腓骨后缘与腓骨长、短肌腱之间凹陷处。正坐垂足或卧位取穴。（图1-50）

【取法】正坐垂足或卧位，从外踝尖向腓骨上摸，当腓骨后缘与腓骨长、短肌腱之间凹陷处取穴。

【主治】筋骨病：颈项强，四肢关节酸痛，半身不遂，筋骨挛痛，脚气，躄足，跟骨痛，附骨疽。胸胁疾患：瘰疬，腋肿，心腹胀满，胸胁疼痛。其他：头晕，失眠，记忆减退，耳鸣耳聋，高血压。

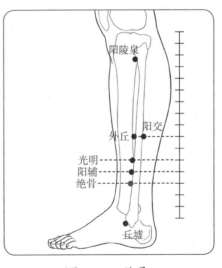

图1-50　绝骨

三阴交

【特异性】交会穴之一，足太阴、厥阴、少阴之会。

【标准定位】在小腿内侧，当足内踝尖上3寸，胫骨内侧缘后方。（图

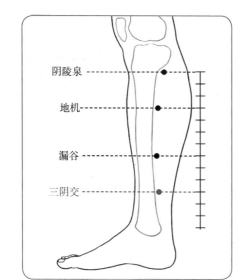

图 1-51　三阴交

1-51）

【取法】正坐或仰卧，内踝尖直上 4 横指处，胫骨内侧面后缘取穴。

【主治】脾胃疾患：脾胃虚弱，肠鸣腹胀，腹痛，泄泻，胃痛，呕吐，呃逆，痢疾，黄疸，霍乱，饮食不化。妇人疾患：月经不调，崩漏，赤白带下，经闭，癥瘕，难产，不孕症，产后血晕，恶露不行。肝肾疾患：水肿，小便不利，遗尿，癃闭，阴挺，梦遗，遗精，阳痿，阴茎痛，疝气，睾丸缩腹。精神神经系统疾病：癫痫，失眠，狂症，小儿惊风。本经脉所过部位的疾患：足痿痹痛，脚气，下肢神经痛或瘫痪。

太溪

【特异性】五输穴之一，足少阴肾经输穴；足少阴肾经原穴。

【标准定位】在足内侧，内踝后方，当内踝尖与跟腱之间的凹陷处。（图 1-52）

【主治】肾脏疾患：遗尿、癃闭，淋证，遗精，阳痿，小便频，水肿。妇人疾患：月经不调，经闭，带下，不孕。胸肺疾患：咳嗽，气喘，咯血。神志疾患：失眠，健忘，神经衰弱。五官疾患：头痛，牙痛，咽喉肿痛，暴喑，鼻衄不止，耳鸣耳聋，青盲，夜盲，口中热。本经脉所过部位的疾患：内踝肿痛，足跟痛，下肢厥冷，厥脊痛。其他：虚劳，脱证，脱发，咯血，消渴。

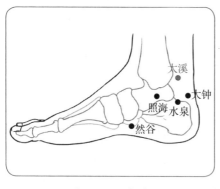

图 1-52　太溪

太冲

【标准定位】在足背，当第 1、2 跖骨间，跖骨底结合部前方凹陷中，

或触及动脉搏动。(图 1-53)

【取法】正坐垂足或仰卧位，于足背第 1、2 跖骨之间，跖骨底结合部前方凹陷处，当拇长伸肌腱外缘处取穴。

【主治】肝肾疾患：阴痛，精液不足，狐疝，遗尿，癃闭，小便赤，淋病，呕吐，胸胁支满，绕脐腹痛，飧泄。妇人疾患：月经不调，痛经，经闭，崩漏，带下，难产，乳痈。本经脉所过部位的疾患：筋挛，腿软无力，脚气红肿，五趾拘急，喉

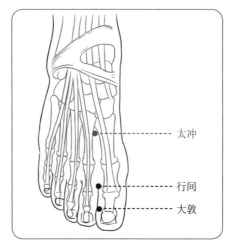

图 1-53　太冲

痛嗌干，口中烂，口㖞，头昏目痛，头痛。神志疾患：小儿惊风，癫痫，心烦，失眠。其他：腰脊疼痛，瘰疬。

涌泉

【特异性】五输穴之一，足少阴肾经井穴。

【标准定位】在足底部，蜷足时前部凹陷处，约当足底 2、3 趾趾缝纹头与足跟连线的前 1/3 与后 2/3 交点上。(图 1-54)

【取法】仰卧或俯卧位，五趾跖屈，屈足掌，当足底掌心前面正中之凹陷处取穴。

【主治】神志疾患：尸厥，癫狂，痫症，善恐，善忘，小儿惊风。头面五官疾患：头痛，头晕，目眩，舌干，咽喉肿痛，鼻衄暗不能言。胸肺疾患：喘逆，咳嗽短气，咯血，肺痨。前阴疾患：阳痿，经闭，难产，妇人无子。本经脉所过部位的疾患：足心热，五趾尽痛，下肢瘫痪，奔豚气。

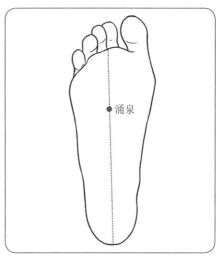

图 1-54　涌泉

第二章
刺血疗法治疗内科疾病

第一节 感冒

【概述】

感冒又称伤风，是由病毒或细菌引起的急性上呼吸道炎症。一年四季均可发病，但以春冬季及气候骤变时多发。主要临床表现为恶寒（恶风）、发热（体温一般不超过39℃）、鼻塞、流涕、喷嚏、声重、头痛、咽痛、咳嗽、全身酸痛、乏力、食欲减退等。如在一个时期内广泛流行，症状多类似，称为时行感冒。

【诊断标准】

（1）鼻塞流涕，喷嚏，咽痒或痛，咳嗽。

（2）恶寒发热，无汗或少汗，头痛，肢体酸楚。

（3）时皆有，以冬春季节为多见。

（4）血白细胞总数正常或偏低，中性粒细胞减少，淋巴细胞相对增多。

【辨证分型】

（1）风寒束表：恶寒、发热、无汗、头痛身疼，鼻塞流清涕，喷嚏。舌苔薄白，脉浮紧或浮缓。

（2）风热犯表：发热、恶风、头胀痛，鼻塞流黄涕，咽痛咽红，咳嗽。舌边尖红，苔白或微黄，脉浮数。

（3）暑湿袭表：见于夏季，头昏胀重，鼻塞流涕，恶寒发热，或热势不扬，无汗或少汗，胸闷泛恶。舌苔黄腻，脉濡数。临床尚有体虚感冒，以及挟湿、挟滞等兼证。

【治疗】

处方1：大椎。

适应证型：风热犯表型感冒。

操作：患者取俯卧位，常规消毒后，以三棱针点刺大椎穴2~3下，并挤捏穴位出血数滴，然后用适宜大小的玻璃罐采用闪火法拔罐，留罐5~10分钟。每天治疗1次，治疗时间最长不超过3天。

处方2：耳尖。

适应证型：风寒束表型感冒。

操作：常规消毒后，用左手将耳尖之皮肤捏紧，右手拇、食、中指以执笔式持三棱针（如图2-1），点刺1~2下，深0.5~1mm。然后术者用双手稍用力挤捏，每挤1滴血用酒精棉球擦净，反复挤压，直至血色变淡时停止，再用消毒干棉球按压针孔。每日1次，连续3~4次，双侧耳尖交替操作。

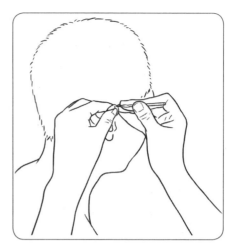

图2-1　三棱针点刺耳尖

处方3：大椎、太阳。

适应证型：风寒束表型感冒。

操作：取仰卧位，先取两侧太阳穴，常规消毒后，用三棱针浅刺，每穴刺2~3下，挤出少量血液，然后用小玻璃罐采用闪火法拔罐，留罐3~5分钟，至出血停止即可起罐。而后取俯卧位，选定大椎穴，常规消毒后，用三棱针点刺3~5下，再用闪火法拔火罐，留罐5~10分钟。隔日治疗1次。

处方4：大椎、肺俞、风门。

适应证型：风寒束表型感冒。

操作：常规消毒后，用梅花针轻度叩刺大椎、双侧肺俞、风门，以局部皮肤发红或隐隐出血为度（如图2-2），然后用适宜大小的玻璃罐采用闪火法拔罐，留罐5~10分钟。每天治疗1次，治疗时间最长不超过3天。

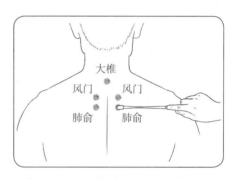

图2-2　梅花针叩刺大椎、肺俞、风门

第二节　慢性支气管炎

【概述】

慢性支气管炎是由于感染或非感染因素引起气管、支气管黏膜及其周围组织的慢性非特异性炎症。其病理特点是支气管腺体增生、黏液分泌增多。临床出现连续两年以上，每年持续三个月以上的咳嗽、咳痰或气喘等症状。早期症状轻微，多在冬季发作，春暖后缓解；晚期炎症加重，症状长年存在，不分季节。疾病进展又可并发阻塞性肺气肿、肺源性心脏病，严重影响劳动力和健康。属中医学"咳嗽"范畴。

【诊断标准】

（1）以咳嗽、咯痰为主要症状或伴有喘息。每年发病持续 3 个月，并连续两年以上。

（2）排除具有咳嗽、咯痰、喘息症状的其他疾病（如肺结核、尘肺、肺脓肿、心脏病、心功能不全、支气管扩张、支气管哮喘、慢性鼻咽疾患等）。

【辨证分型】

1. 急性期

外感六淫

（1）风寒袭肺：咳嗽声重，咯痰稀薄色白，恶寒，或有发热，无汗。舌苔薄白，脉浮紧。

（2）风热犯肺：咳嗽气粗，咯痰粘白或黄，咽痛或咳声嘶哑，或有发热，微恶风寒，口微渴。舌尖红，苔薄白或黄，脉浮数。

（3）燥邪伤肺：干咳少痰，咯痰不爽，鼻咽干燥，口干。舌尖红，苔薄黄少津，脉细数。

内邪干肺

（1）痰热壅肺：咳嗽气粗，痰多稠黄，烦热口干。舌质红，苔黄腻，脉滑数。

（2）肝火犯肺：咳呛气逆阵作，咳时胸胁引痛，甚则咯血，舌红，苔薄黄少津，脉弦数。

（3）痰湿蕴肺：咳声重浊，痰多色白，晨起为甚，胸闷脘痞，纳少。舌苔白腻，脉滑。

2. 慢性期

（1）肺阴亏虚：咳久痰少，咯吐不爽，痰粘或夹血丝，咽干口燥，手足心热。舌红，少苔，脉细数。

（2）肺气亏虚：病久咳声低微，咳而伴喘，咯痰清稀色白，食少，气短胸闷，神倦乏力，自汗畏寒。舌淡嫩，苔白，脉弱。

【治疗】

1. 急性期

处方1：肺俞、定喘。

辨证分型：风寒犯肺证、燥邪犯肺证加大杼、风门；风热犯肺证加大椎；痰热壅肺加大椎、天突；肝火犯肺加肝俞；痰湿蕴肺加脾俞。

操作：常规消毒，用三棱针点刺肺俞、定喘约0.2分深，然后用双手挤出血液后，用中号玻璃罐拔在穴位上，留罐5~10分钟。隔日治疗1次，10次为1疗程。

处方2：脊柱两侧背俞穴（大杼至肾俞）。

操作：常规消毒，用梅花针中度叩刺脊柱两侧背俞穴5~10遍，以皮肤红润、轻微渗血为度（如图2-3），再用闪火法拔罐5~10分钟。隔日治疗1次，10次为1疗程。

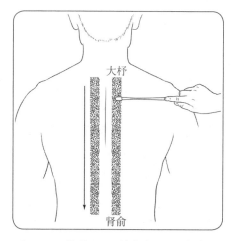

图2-3　梅花针叩刺脊柱两侧背俞穴

2. 缓解期

处方：肺俞、定喘、中府、膏肓、膻中。

操作：常规消毒，用梅花针轻叩肺俞、定喘、中府、膏肓、膻中，以皮肤红润、轻微渗血为度，再用闪火法拔罐5~10分钟。隔日治疗1次，10次为1疗程。

第三节　哮喘

【概述】

哮喘是以发作性喉间哮鸣、呼吸困难甚则喘息不能平卧为特点的过敏性病症。哮喘是一种反复发作性疾患，较难治愈。属中医学"哮病"范畴。

【诊断标准】

（1）发作时喉中哮鸣有声，呼吸困难，甚则张口抬肩，不能平卧，或口唇指甲紫绀。

（2）呈反复发作性。常因气候突变、饮食不当、情志失调、劳累等因素诱发。发作前多有鼻痒、喷嚏、咳嗽、胸闷等先兆。

（3）有过敏史或家族史。

（4）两肺可闻及哮鸣音，或伴有湿啰音。

（5）血嗜酸性粒细胞可增高。

（6）痰液涂片可见嗜酸细胞。

（7）胸部 X 线检查一般无特殊改变，久病可见肺气肿征。

【辨证分型】

1. 发作期

（1）冷哮：喉中哮鸣有声，胸膈满闷，咳痰稀白，面色晦滞。或有恶寒、发热、身痛。舌质淡，苔白滑，脉浮紧。

（2）热哮：喉中哮鸣如吼，气粗息涌，胸膈烦闷，呛咳阵作，痰黄黏稠，面红，伴有发热、心烦口渴。舌质红，苔黄腻，脉滑数。

（3）虚哮：反复发作，甚者持续喘哮，咯痰无力，声低气短，动则尤甚，唇爪甲紫绀。舌质紫暗，脉弱。

2. 缓解期

（1）肺气亏虚：平素自汗，怕风，常易感冒，每因气候变化而诱发。发病前喷嚏频作，鼻塞流清涕。舌苔薄白，脉濡。

（2）脾气亏虚：平素痰多，倦怠无力，食少便溏，每因饮食失当而引发。舌苔薄白，脉细缓。

（3）肾气亏虚：平素气息短促，动则为甚。腰酸腿软，脑转耳鸣，不耐劳累，下肢欠温，小便清长。舌淡，脉沉细。

【治疗】

处方 1：主穴为肺俞　配穴为丰隆、尺泽。

辨证分型：冷哮加风门、大杼；热哮加大椎。

操作：选定穴位后，常规消毒，用三棱针在选定穴位处或穴位附近瘀阻明显的血络点刺 2~3 下，再用闪火法拔罐，留罐时间为 5 分钟。

处方 2：大椎、定喘、肺俞。

辨证分型：脾虚痰多者加脾俞、中脘、丰隆；喘甚者加天突、膻中；虚喘者加肾俞、足三里。

操作：常规消毒后，用梅花针重叩大椎及双侧定喘、肺俞穴，使针眼略有血液渗出；轻叩脾俞、肾俞等穴，然后在上述穴位上加拔火罐 5~10 分钟，起罐后用消毒干棉球擦净血液。每日治疗 1 次；症状缓解后，隔日 1 次，用中度或轻度叩刺加拔火罐，10 次为 1 疗程。丰隆、天突、膻中、足三里等穴用毫针针刺。

处方 3：天突至鸠尾、肋间隙。

辨证分型：脾虚痰多者加脾俞、中脘、丰隆；喘甚者加天突、膻中；虚喘者加肾俞、足三里。

操作：患者取仰卧位，常规消毒后，用梅花针叩刺胸部，沿胸部正中线从天突叩至鸠尾（如图 2-4），然后在胸部正中线至两侧腋前线之间的肋间隙进行均匀叩刺，从中间到两边，从上到下，再在叩刺部位拔火罐，留罐 5~10 分钟。隔日 1 次，10 次为 1 疗程，疗程间隔 3 日。

处方 4：脊柱两侧（大杼至肾俞）、天突至膻中。

操作：患者俯卧于床或坐伏桌旁，暴露背部，术者立于患者一侧。常规消毒后，用梅花针沿胸椎两侧膀胱经，自大杼依次向下轻叩至肾俞，往返 3 次，至皮肤潮红、轻微渗血为度（如图 2-5）。然后令患者仰卧，

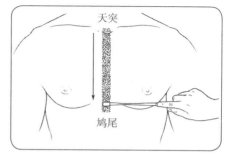

图 2-4 梅花针叩刺天突至鸠尾

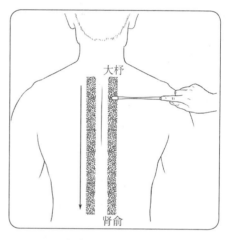

图 2-5 梅花针叩刺脊柱两侧背俞穴

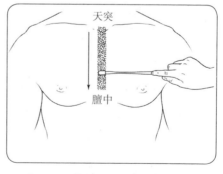

图 2-6 梅花针叩刺天突至膻中

暴露胸部，用上法，沿任脉自天突轻叩至膻中（如图 2-6）。

第四节　顽固性呃逆

【概述】

顽固性呃逆又称顽固性膈肌痉挛，中医称为"哕"，是膈神经兴奋引起膈肌阵发性痉挛所致，以气从膈下向上冲逆、喉间嗝逆有声、声短而频、难以自忍为主要临床表现。顽固性呃逆中为功能性、无其他原因引起者，其症状较轻；也常有因脑病、尿毒症、糖尿病并发酮中毒等紧急情况引起，还有许多严重疾病也可引起。特别值得一提的是，如果病情危重的人出现顽固性呃逆，常常提示预后不良。

【发病机制】

本病是膈肌阵发性的不自主收缩所致，中枢神经、膈神经和膈肌等任何一个部位受到一定程度的刺激后均可引起膈肌痉挛。

【辨证分型】

1. 实证

（1）胃中寒冷：呃声沉缓有力，膈间及胃脘不舒，得热则减，得寒愈甚，食欲减少，口中和而不渴，舌苔白润，脉象迟缓。

（2）胃火上逆：呃声洪亮，冲逆而出，口臭烦渴，喜冷饮，小便短赤，大便秘结，舌苔黄，脉象滑数。

（3）气机郁滞：呃逆连声，常因情志不畅而诱发或加重，伴有胸闷，纳减，脘胁胀闷，肠鸣矢气，舌苔薄白，脉象弦。

2. 虚证

（1）脾胃阳虚：呃声低弱无力，气不得续，面色苍白，手足不温，食少困倦，舌淡苔白，脉象沉细弱。

（2）胃阴不足：呃声急促而不连续，口干舌燥，烦躁不安，舌质红而干或有裂纹，脉象细数。

【治疗】

处方 1：膈俞（双侧）。

辨证分型：胃中寒冷、胃火上逆加胃俞；气机郁滞加肝俞、期门。

操作：常规消毒，用三棱针点刺膈俞出血，再用闪火法拔罐，留罐5~10分钟。隔日1次，3次为1个疗程，一般治疗1~2个疗程。

处方2：陷谷穴（双侧）。

辨证分型：脾胃阳虚加脾俞；胃阴不足加胃俞、中脘。

操作：常规消毒后，用三棱针点刺陷谷穴出血，再用闪火法拔上小罐，留罐3~5分钟，待停止出血即可起罐。隔日1次，3次为1个疗程。

第五节　腹痛

【概述】

腹痛是指胃脘以下、耻骨毛际以上部位疼痛而言，可伴发多种脏腑疾病。腹痛大致见于西医学的急慢性胰腺炎、急慢性肠炎、肠痉挛、胃肠神经官能症等。其病因病机较为复杂：或寒邪侵入脏腑、过食生冷致阴寒内盛而作痛；或过食辛辣、暑热内侵导致湿热中阻而痛；或素体中虚，脾阳受损，脏腑失于温养而痛；或饮食失节，食积内停而痛；或因情志刺激；或腹部外伤，气机不利作痛。

【诊断标准】

（1）凡是以胃脘以下，耻骨毛际以上部位疼痛为主要表现者，即为腹痛。其疼痛性质各异，但一般不甚剧烈，且按之柔软，压痛较轻，无腹肌紧张及反跳痛。

（2）起病多缓慢，其疼痛发作或加剧常与饮食、情志、受凉等因素有关。

（3）腹部X线检查、B超检查以及有关实验室检查有助于诊断及鉴别诊断。

（4）应排除外科、妇科腹痛，以及其他内科病症中出现的腹痛症状。

【辨证分型】

（1）寒邪内阻：腹痛急暴，得温痛减，遇冷更甚，口和不渴，小便清利，大便自可或溏薄，舌苔白腻，脉象沉紧。

（2）湿热壅滞：腹痛拒按，胸闷不舒，大便秘结或溏滞不爽，烦渴引饮，自汗，小便短赤，舌苔黄腻，脉象濡数。

（3）饮食积滞：脘腹胀满疼痛，拒按，恶食，嗳腐吞酸；或痛而欲泻，泻后痛减；或大便秘结，舌苔腻，脉滑实。

（4）气滞血瘀：以气滞为主者，证见脘腹胀闷或痛，攻窜不定，痛引少腹，得嗳气或矢气则胀痛酌减，遇恼怒则加剧，脉弦，苔薄；以血瘀为主者，则痛势较剧，痛处不移，舌质青紫，脉弦或涩。

（5）中脏虚寒：腹痛绵绵，时作时止，喜热恶冷，痛时喜按，饥饿劳累后更甚，得食或休息后稍减；大便溏薄，兼有神疲、气短、怯寒等证，舌淡苔白，脉象沉细。

【治疗】

处方1：阿是穴（压痛点）。

辨证分型：寒邪内阻型加中脘、关元、足三里；湿热壅滞型加天枢、梁丘、大肠俞；中脏虚寒型加中脘、肾俞、胃俞；饮食积滞型加中脘、天枢、足三里；气滞血瘀型加天枢、膈俞、血海。

操作：常规消毒，用三棱针点刺腹部压痛点2~3下，使之出血少许，然后迅速拔上火罐，以罐内停止出血为度，再用酒精棉球擦净即可。

处方2：脐四边（以脐为中心，上、下、左、右各1寸处）（如图2-7）。

辨证分型：寒邪内阻型加中脘、关元、足三里；湿热壅滞型加天枢、梁丘、大肠俞；中脏虚寒型加中脘、肾俞、胃俞；饮食积滞型加中脘、天枢、足三里；气滞血瘀型加天枢、膈俞、血海。

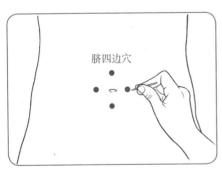

脐四边穴

图2-7 三棱针点刺脐四边穴

操作：常规消毒，用三棱针点刺出血后，再用闪火法拔火罐，留罐5~10分钟，起罐后用酒精棉球擦净血迹。只治疗1次，若无效改用其他方法。

处方3：曲泽（双侧）、委中（双侧）。

辨证分型：寒邪内阻型加中脘、关元、足三里；湿热壅滞型加天枢、梁丘、大肠俞；中脏虚寒型加中脘、肾俞、胃俞；饮食积滞型加中脘、天枢、足三里；气滞血瘀型加天枢、膈俞、血海。

操作：

病起先发呕吐者，曲泽放血；病起先发腹泻者，委中放血。曲泽放血：患者取仰卧位，在曲泽穴上下推按，使瘀血积聚，常规消毒后，用三棱针在曲泽穴部位明显的小静脉点刺，深约 2 分，立即出针，轻轻挤压针孔周围，使出血数十滴，最后用消毒干棉球按压针孔止血。委中放血：患者取站立位，皮肤常规消毒后，选用三棱针一枚，左手拇指压在被刺部位下端，右手持三棱针对准委中部青紫脉络处，与局部皮肤呈 60° 斜刺入脉中后迅速将针退出，使瘀血流出。可使用消毒棉球轻轻按压静脉上端，以助瘀血排出。待停止出血后，再用消毒棉球按压针孔，最后以无菌敷料保护针孔，以防感染。每日 1 次，2~3 次为 1 个疗程。适用于急性胃肠炎的治疗。

第六节　腹胀

【概述】

腹胀是指脘腹及脘腹以下整个腹部胀满的一种症状。可以是一种主观上的感觉，感到腹部的一部分或全腹部胀满；也可以是一种客观上的检查所见，发现腹部一部分或全腹部膨隆。腹胀是一种常见的消化系统症状，引起腹胀的原因主要见于胃肠道胀气、各种原因所致的腹水、腹腔肿瘤等。临床上常见的引起胃肠道胀气的疾病有吞气症、急性胃扩张、幽门梗阻、肠梗阻、肠麻痹、顽固性便秘、肝胆疾病及某些全身性疾病。晚期妊娠也可引起腹胀，但属生理性。

【治疗】

处方：阿是穴。

操作：常规消毒，用三棱针点刺局部胀痛处 2~3 下，使之出血少许，然后迅速拔上火罐，留罐 5~10 分钟。

第七节　便秘

【概述】

便秘是指粪便在肠内滞留过久，秘结不通，排便周期延长；或周期不长，但粪质干结，排出艰难，或粪质不硬，虽有便意，但便而不畅的疾病。便秘在临床上可以单独出现，也可兼见于其他疾病过程中，如全身衰弱致排便动力减弱，肠道炎症恢复期肠蠕动降低等等。根据有无器质性病变可分为器质性便秘与功能性便秘两种。本症属中医学"便秘"范畴。

【诊断标准】

（1）排便时间延长，两天以上一次，粪便干燥坚硬。

（2）重者大便艰难，干燥如栗，可伴少腹胀急，神倦乏力，胃纳减退等症。

（3）排除肠道器质性疾病。

【辨证分型】

1. 实证

（1）肠道实热：大便干结，腹部胀满，按之作痛，口干或口臭。舌苔黄燥，脉滑实。

（2）肠道气滞：大便不畅，欲解不得，甚则少腹作胀，嗳气频作。苔白，脉细弦。

2. 虚证

（1）脾虚气弱：大便干结如栗，临厕无力努挣，挣则汗出气短，面色㿠白，神疲气怯。舌淡，苔薄白，脉弱。

（2）脾肾阳虚：大便秘结，面色萎黄无华，时作眩晕，心悸，甚则少腹冷痛，小便清长，畏寒肢冷。舌质淡，苔白润.脉沉迟。

（3）阴虚肠燥：大便干结，状如羊屎，口干少津，神疲纳差。舌红，苔少，脉细小数。

【治疗】

处方：骶尾部。

辨证分型：肠道实热加胃俞、大肠俞；肠道气滞加肝俞、大肠俞。脾虚气弱加脾俞；脾肾阳虚加肾俞、脾俞。

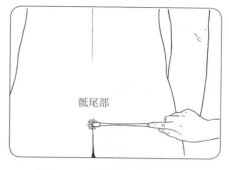

骶尾部

图 2-8 梅花针叩刺骶尾部

操作：患者俯卧位，取骶尾部，局部常规消毒后，右手持七星针，运用腕部弹力，使针尖与皮肤垂直，中等刺激强度，从上向下快速叩刺消毒部位，以皮肤潮红为度（如图 2-8）。隔日 1 次，5 次为 1 个疗程。

第八节　失眠

【概述】

失眠是指脏腑机能紊乱，气血亏虚，阴阳失调，导致不能获得正常睡眠。临床以不易入睡，睡后易醒，醒后不能再寐，时寐时醒，或彻夜不寐为其证候特点，并常伴有日间精神不振，反应迟钝，体倦乏力，甚则心烦懊恼，严重影响身心健康及工作、学习和生活。中医学中又称其为"不寐""不得眠""不得卧""目不瞑"。

【诊断标准】

（1）轻者入寐困难或寐而易醒、醒后不寐，重者彻夜难眠。

（2）常伴有头痛，头昏，心悸，健忘，多梦等症。

（3）经络系统和实验室检查未发现异常。

【辨证分型】

1. 实证

（1）肝郁化火：心烦不能入睡，烦躁易怒，胸闷胁痛，头痛面红，目赤，口苦，便秘尿黄。舌红，苔黄，脉弦数。

（2）痰热内扰：睡眠不安，心烦懊恼，胸闷脘痞，口苦痰多，头晕目眩。舌红，苔黄腻，脉滑或滑数。

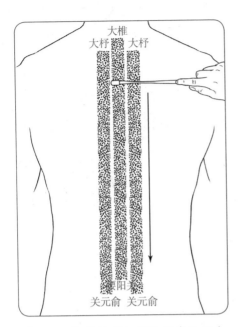

图 2-9　梅花针叩打督脉经线和足太
阳膀胱经第一侧线（自项至腰部）

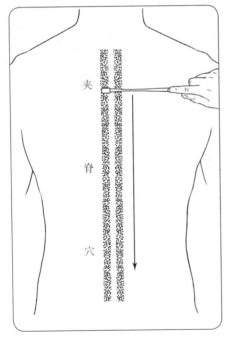

图 2-10　梅花针叩打夹脊穴
（自项至腰部）

2. 虚证

（1）阴虚火旺：心烦不寐，或时寐时醒，手足心热，头晕耳鸣，心悸，健忘，颧红潮热，口干少津。舌红，苔少，脉细数。

（2）心脾两虚：多梦易醒，或朦胧不实，心悸，健忘，头晕目眩，神疲乏力，面色不华。舌淡，苔薄，脉细弱。

（3）心虚胆怯：夜寐多梦易惊，心悸胆怯。舌淡，苔薄，脉弦细。

【治疗】

处方 1：督脉经线和足太阳膀胱经第一侧线（自项至腰部）。

操作：常规消毒，用梅花针自上而下叩打督脉经线和足太阳膀胱经第一侧线，每条经叩 3~5 遍，至皮肤潮红不出血为度（如图 2-9）。再用闪火法拔罐，留罐 5~10 分钟。隔日治疗 1 次，10 次为 1 个疗程。

处方 2：夹脊穴（自项至腰部）。

操作：常规消毒，用梅花针自颈部至腰部由上而下叩刺 3~5 分钟，刺激量以患者能耐受为度，叩至皮肤潮红隐隐出血（如图 2-10）。再用闪火法拔罐，留罐 5~10 分钟。隔日 1 次，10 次为 1 疗程。

处方 3：百会、大椎、神庭、印堂。

辨证分型：肝郁化火加心俞、

肝俞；痰热内扰加丰隆；阴虚火旺加心俞、肾俞；心脾两虚加心俞、脾俞。

操作：常规消毒后，用锋利的中号三棱针刺破穴位周围相应的血络，深度 2~5cm，以中营（刺破血管靠近体表的管壁）为度，实证刺血多，虚证刺血少。一般每穴出血 0.5~1ml，每周 3 次，每次 2 个穴，两侧交替，6 次 1 个疗程。

处方 4：头部督脉及左右膀胱经、胆经（督脉：印堂－神庭－风府－大椎；膀胱经：眉冲－天柱；胆经：颔厌－曲鬓－率谷－完骨－本神－阳白－头临泣－风池）。

操作：常规消毒，患者取坐位，用梅花针叩刺头部 5 条经线，针头对准经络、穴位，逐经、逐穴叩刺，每条经线往返叩打 3~5 次，至局部皮肤潮红微出血为度，再用酒精棉球擦净。

第九节　高血压

【概述】

高血压病是指在静息状态下动脉收缩压和 / 或舒张压增高（≥ 140/90 mmHg），常伴有脂肪和糖代谢紊乱以及心、脑、肾和视网膜等器官功能性或器质性改变，以器官重塑为特征的全身性疾病。休息 5 分钟以上，2 次以上非同日测得的血压 ≥ 140/90mmHg 即可诊断为高血压病。属中医学"头痛""眩晕"范畴。

【诊断标准】

表 1　WHO/ISH 四次高血压指南诊断标准

类别	收缩压（mmHg）	舒张压（mmHg）
正常血压	< 120	< 80
正常高值	120~139	80~90
高血压	≥ 140	≥ 90
1 级高血压（轻度）	140~159	90~99
2 级高血压（中度）	160~179	100~109
3 级高血压（重度）	≥ 180	≥ 110
单纯收缩期高血压	≥ 140	< 90

【辨证分型】

1. 实证

（1）肝阳上亢：眩晕耳鸣，头痛且胀，易怒，失眠多梦，或面红目赤，口苦。舌红，苔黄，脉弦滑。

（2）痰浊上蒙：头重如裹，视物旋转，胸闷作恶，呕吐痰涎。苔白腻，脉弦滑。

2. 虚证

（1）气血亏虚：头晕目眩，面色淡白，神倦乏力，心悸少寐。舌淡，苔薄白，脉弱。

（2）肝肾阴虚：眩晕久发不已，视力减退，少寐健忘，心烦口干，耳鸣，神倦乏力，腰酸膝软。舌红，苔薄，脉弦细。

【治疗】

处方1：耳尖（双侧）。

辨证分型：肝阳上亢型加肝俞、太冲；痰浊上蒙型加丰隆、脾俞；气血亏虚型加足三里、血海；肝肾阴虚型肝俞、肾俞。

操作：取患者双侧耳尖，常规消毒后，用三棱针点刺耳尖，每侧穴位放血十数滴，完毕后，再用酒精棉球消毒针口。隔日一次。

处方2：大椎、曲泽、委中。

辨证分型：肝阳上亢型加肝俞、太冲；痰浊上蒙型加丰隆、脾俞；气血亏虚型加足三里、血海；肝肾阴虚型肝俞、肾俞。

操作：患者取俯卧位，常规消毒后，以三棱针点刺大椎穴2~3下，并挤捏穴位出血数滴，然后用适宜大小的玻璃罐采用闪火法拔罐，留罐5~10分钟，起罐后用酒精棉球擦净。曲泽，委中每次取一穴。曲泽放血（如图2-11）：取患者仰卧位，在曲泽穴上下推按，使瘀血积聚，常规消毒后，用三棱针在曲泽穴部位明显的小静脉点刺，深约2分，立即出针，轻轻挤压针孔周围，使出血数十滴，最后用消毒干棉球按压针孔止血。

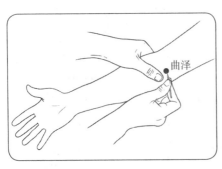
曲泽

图2-11 三棱针点刺曲泽

委中放血（如图 2-12）：患者取站立位，皮肤常规消毒后，选用三棱针一枚，左手拇指压在被刺部位下端，右手持三棱针对准委中穴部位青紫脉络处，与局部皮肤呈 60° 斜刺入脉中后迅速将针退出，使瘀血流出。可使用消毒棉球轻轻按压静脉上端，以助瘀血排出。待停止出血后，再

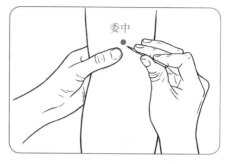

图 2-12　三棱针点刺委中

用消毒干棉球按压针孔，最后以无菌敷料保护针孔，以防感染。每周 2 次。

处方 3： 主穴：太阳。配穴：前额头痛加印堂；巅顶痛加百会、四神聪。

辨证分型： 本法对肝阳上亢型高血压疗效较好。每周 2 次。

操作： 局部常规消毒后，用三棱针点刺上述穴位出血，使每穴出血 3~5 滴即可。

处方 4： 肝俞穴。

辨证分型： 肝阳上亢型加太冲；肝肾阴虚型加肾俞。

操作： 患者取俯卧位，定穴后常规消毒，用梅花针中强度叩刺肝俞穴出血，然后用闪火法将火罐吸附于穴位上 5~10 分钟，吸拔出 2~3ml 血液即可。

第十节　高热

【概述】

凡体温超过 39℃称为高热。可见于流行性感冒、流行性脑脊髓膜炎、乙型脑炎、细菌性痢疾、钩端螺旋体病、结核病、疟疾、感染性心内膜炎、胆道感染、肝脓肿、泌尿系感染、风湿热等各种感染性疾病，其他如过敏或变态反应性疾病、结缔组织疾病、恶性肿瘤、物理及化学因素等也可引起高热。中医又称为"壮热""大热"。

【诊断标准】

凡腋温＞ 39℃者。

【辨证分型】

（1）邪在肺卫：发热，恶寒，头痛，无汗或少汗，咳嗽，口渴，苔薄白或薄黄，脉浮数。

（2）邪热盛实：但热不寒，大汗，口渴饮冷，舌苔黄燥，脉滑数或洪大。

（3）热入营血：高热，神昏谵语，烦躁抽搐，面赤气粗，或喉间痰鸣，或肌肤发斑，吐血便血，舌质绛，脉细数。

【治疗】

处方1：耳尖、大椎。

辨证分型：适用于邪在肺卫及邪热盛实型高热。

操作：先将患者双耳郭皮肤揉红搓热，常规消毒后，用三棱针点刺耳尖2~3下，然后用手挤压穴位出血，直至血色变为鲜红色，再用消毒干棉球按压针孔止血。再取大椎穴，常规消毒后，用三棱针点刺2~3下，并挤捏穴位出血数滴，然后用适宜大小的玻璃罐采用闪火法拔罐，出血量以2~5ml为宜，留罐时间约为5分钟，每天治疗1次，最长不超过3天。

处方2：督脉两侧、大椎、身柱、太阳、曲池、委中。

辨证分型：适用于热入营血型高热。

操作：局部常规消毒，用梅花针沿着背柱两侧叩打出血后，用闪火法拔罐吸附于以上部位，留罐5~10分钟。余穴每次取2~3个穴位，

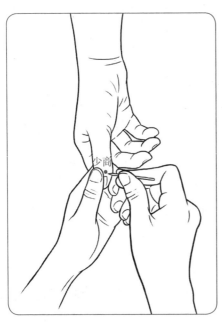

图2-13　三棱针点刺少商

用三棱针点刺放血，再用闪火法使小罐吸附于穴位，留罐5~10分钟。每日1~2次，热退即止。

处方3：主穴为大椎、曲池、少商。

辨证分型：神昏配人中、十宣（以中指为主），烦躁配印堂，热入营血

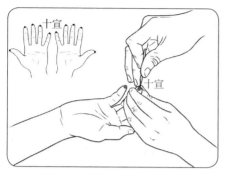
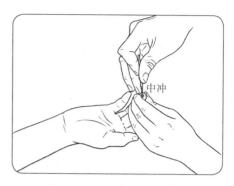

图 2-14　三棱针点刺十宣　　　　　　图 2-15　三棱针点刺中冲

配中冲。

操作： 常规消毒，大椎、曲池均先用三棱针点刺 3~5 下，再用闪火法拔罐令出血 5~10ml；少商、十宣、中冲均用三棱针点刺出血（如图 2-13 至图 2-15），用手挤压放血 5~10 滴；人中、印堂用捏起放血法。

第十一节　中暑

【概述】

中暑是在烈日或高温环境下劳动时，因暑热侵袭，致邪热内郁，体温调节功能失常所发生的急性病变。俗称发痧，古称中暍。

【诊断标准】

（1）在高温环境下出现全身乏力，头昏肢倦，胸闷恶心，口渴多汗等症。如离开高温环境，休息后可恢复正常，为先兆中暑。

（2）面色潮红，胸闷烦躁，皮肤干燥，呼吸急促，大量汗出，恶心呕吐，面色苍白，血压下降，为轻度中暑。

（3）上述症状持续不解，继现汗闭高热，头痛呕吐，神昏肢厥，或肢体痉挛抽搐等症，为重症中暑。

（4）多有夏季暴晒或高温环境下体力劳动、长途行走、田间作业史。年老、产妇、慢性体弱患者可在通风不良及过度疲劳、过量饮酒等情况下发生。

（5）须与暑瘟、疫疟、中风、食物中毒等鉴别。

【辨证分型】

（1）阳暑：头昏头痛，心烦胸闷，口渴多饮，全身疲软，汗多，发热，面红。舌红，苔黄，脉浮数。

（2）阴暑：精神衰惫，肢体困倦，头昏嗜睡，胸闷不畅，多汗肢冷，微有畏寒，恶心欲吐，渴不欲饮。舌淡，苔薄腻，脉濡细。

（3）暑厥：昏倒不省人事，手足痉挛，高热无汗，体若燔炭，烦躁不安，胸闷气促，或小便失禁。舌红，苔燥无津，脉细促。

（4）暑风：高热神昏，手足抽搐，角弓反张，牙关紧闭，皮肤干燥，唇甲青紫。舌红绛，脉细弦紧或脉伏欲绝。

【治疗】

处方 1：水沟、十宣。

辨证分型：阳暑加委中；阴暑加阴陵泉。

操作：局部常规消毒后，用三棱针迅速点刺，使每穴出血 3~5 滴。1 日可进行 2 次，中病即止。

处方 2：大椎、十宣穴（以中指为主）。

辨证分型：适用于暑厥型、暑风型中暑。

操作：局部常规消毒后，大椎用三棱针点刺出血，加拔火罐 5 分钟；十宣穴（以中指为主）用三棱针迅速点刺出血后，用左手拇、食指挤压出血，使出血 3~5 滴。1 日可进行 2 次，中病即止。

处方 3：委中、少商（双侧）。

操作：患者取站立位，取委中穴附近明显络脉，局部皮肤常规消毒后，选用三棱针一枚，左手拇指压在被刺部位下端，右手持三棱针对准委中部青紫脉络处，与局部皮肤呈 60° 斜刺入脉中后迅速将针退出，使瘀血流出。可使用消毒棉球轻轻按压静脉上端，以助瘀血排出。待出血自行停止后，再用消毒干棉球按压针孔，最后以无菌敷料保护针孔，以防感染。少商穴用三棱针点刺出血，再用手指挤压出血 5~10 滴，至血色变淡为止，再用消毒干棉球压迫止血。每日 1 次，中病即止。

第十二节　头痛

【概述】

头痛是临床上常见的症状之一，一般是指头颅上半部，即眉目以上至枕下部范围内的疼痛。可分为血管性头痛（包括偏头痛在内）、颅内高压性头痛（以占位性病变为多）、颅内低压性头痛、肌肉收缩性头痛、外伤性头痛和因眼、耳、鼻、齿病引起的头痛。属中医学"头风"范畴。

【诊断标准】

（1）头痛部位多在头部一侧额颞、前额、巅顶，或左或右辗转发作，或呈全头痛。头痛的性质多为跳痛、刺痛、胀痛、昏痛、隐痛或头痛如裂等。头痛每次发作可持续数分钟、数小时、数天，也有持续数周者。

（2）隐匿起病，逐渐加重或反复发作。

（3）应查血常规，测血压，必要时做腰穿、骨穿、脑电图。有条件时做经颅多普勒、CT、磁共振等检查，以明确头痛的病因，排除器质性疾病。

【辨证分型】

（1）肝阳上亢：头痛而胀，或抽掣而痛。痛时常有烘热，面红目赤，耳鸣如蝉，心烦口干。舌红，苔黄，脉弦。

（2）痰浊上扰：头痛胀重，或兼目眩。胸闷脘胀，恶心食少，痰多粘白。舌苔白腻，脉弦滑。

（3）瘀阻脑络：头痛反复，经久不愈，痛处固定，痛如锥刺。舌紫暗或有瘀斑，苔薄白，脉细弦或细涩。

（4）气血亏虚：头痛绵绵。两目畏光，午后更甚，神疲乏力，面色㿠白，心悸寐少。舌淡，苔薄，脉弱。

（5）肝肾阴虚：头痛眩晕，时轻时重。视物模糊，五心烦热，口干，腰酸腿软。舌红少苔，脉细弦。

【治疗】

处方 1：太阳、尺泽、委中。

辨证分型：肝阳上亢型头痛加太冲、天宗；痰浊上扰型头痛加丰隆；瘀阻脑络型头痛加膈俞、天宗。

操作：在太阳穴附近寻找暴露较明显的静脉血管，常规消毒后，用三棱针点刺出血，三棱针与皮肤呈 20~30°，深度 0.5~1cm，待血液自然流止，后加拔火罐 3~5 分钟，起罐后用消毒棉球擦拭干净。尺泽、委中穴用三棱针直刺，深度 0.5~1cm，出血量 10~15ml，其余操作同上。1 周治疗 2 次，5 次为 1 个疗程。

处方 2：至阴。肝阳上亢型头痛加太冲、天宗；痰浊上扰型头痛加丰隆；瘀阻脑络型头痛加膈俞、天宗。

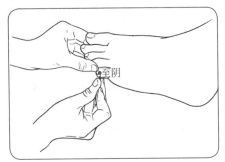

图 2-16 三棱针点刺至阴

操作：常规消毒后，用三棱针快速点刺至阴（如图 2-16），出针后用双手挤压针孔出血直至血的颜色变淡，再用消毒干棉球压迫止血即可。每日 1 次，3~5 天为 1 个疗程。

处方 3：阿是穴。

辨证分型：肝阳上亢型头痛加太冲、天宗；痰浊上扰型头痛加丰隆；瘀阻脑络型头痛加膈俞、天宗；气血亏虚型头痛加气海、血海；肝肾阴虚型头痛加太溪、肝俞、肾俞。

操作：常规消毒后，用梅花针轻度叩刺头痛的部位，至头皮发红隐隐出血，后用消毒棉球擦净血迹。隔日 1 次，5 次为 1 个疗程。

处方 4：耳尖。

辨证分型：肝阳上亢型头痛加太冲、天宗；痰浊上扰型头痛加丰隆；瘀阻脑络型头痛加膈俞、天宗；气血亏虚型头痛加气海、血海；肝肾阴虚型头痛加太溪、肝俞、肾俞。

操作：患者取正坐位，医者将其耳郭折叠，耳上方呈一尖角，常规消毒后，右手持三棱针对准耳尖刺之，出针后用双手挤压针孔令其出血 10 滴左右。出血多者更佳，隔日 1 次。

处方 5：脑聪三线（头顶部的督脉和足太阳膀胱经线；督脉：神庭 – 后顶；膀胱经：曲差 – 络却）。

操作：患者取仰卧位或坐位，将所选择区域处的头发向两侧分开固定，以暴露针刺的有效区域。将不锈钢七星针针具和叩刺区域常规消毒后，用右手拇、中指持针以食指固定，腕关节用力，以轻弹速刺的方法进行叩刺，

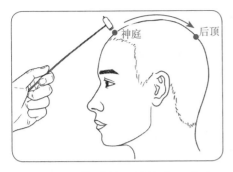

图 2-17 梅花针叩刺神庭 - 后顶

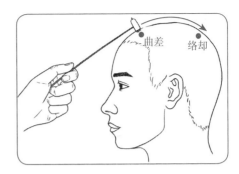

图 2-18 梅花针叩刺曲差 - 络却

叩刺密度要均匀（如图 2-17 和图 2-18）。首次治疗以皮肤微红为度，以后可根据病情的程度不同采用轻叩微红为补，中叩微出血为平补平泻，重叩出血为泻的叩刺方法。适用于脑外伤后顽固性头痛。

处方 6：足少阳胆经、足太阳膀胱经在头部的体表循行路线（患侧）。

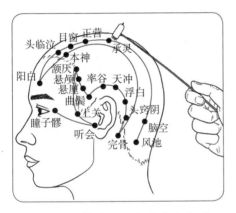

图 2-19 梅花针叩打头部胆经线

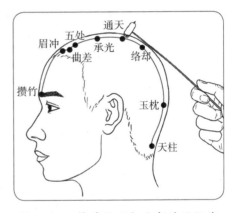

图 2-20 梅花针叩打头部膀胱经线

操作：局部常规消毒，右手持梅花针，从足少阳经在目外眦的起始穴瞳子髎开始，沿足少阳胆经在头侧部的循行部位至风池穴、足太阳膀胱经从攒竹穴至天柱穴的经络循行路线进行中度叩刺，每隔约 1cm 叩刺一下，反复叩打 3~4 次。若头痛重者，可叩至头皮轻微点状出血（如图 2-19 和图 2-20）。每日 1 次，5 次为 1 个疗程。叩打后当天不宜洗头，以防感染。适用于偏头痛。

第十三节　三叉神经痛

【概述】

　　本病是指一种在面部三叉神经分布区内反复发作的阵发性剧烈神经痛。多数患者于 40 岁起病，多发生于中老年人，女性尤多，其发病右侧多于左侧，多累及第二支（分布在面颊，上唇及上齿槽）和第三支（分布在下颌，下唇及下齿槽），第一支（分布在眼额部）少见。该病的特点是在头面部三叉神经分布区域内，骤发、骤停的闪电样、刀割样、烧灼样、顽固性、难以忍受的剧烈性疼痛。说话、刷牙或微风拂面时都会导致阵痛，三叉神经痛患者常因此不敢擦脸、进食，甚至连口水也不敢下咽，从而影响正常的生活和工作。属中医学"面痛"范畴。

【诊断标准】

　　（1）面部或额部的阵发性疼痛，持续几秒至 2 分钟。

　　（2）疼痛至少有下列特点中 4 项：①沿三叉神经的一支或几支散布；②特征为突发、剧烈、尖锐、浅表、刀刺样或烧灼样；③疼痛剧烈；④从扳机点促发，或因某些日常活动诱发，如吃饭、谈话、洗脸或刷牙；⑤发作以后，患者完全无症状。

　　（3）无神经系统体征。

　　（4）每个患者有其规律的发作。

　　（5）病史、躯体检查及必要时所做的特殊检查可排除导致面痛的其他原因。

【辨证分型】

　　（1）风寒证：面侧呈短阵性刀割样剧痛，每因冷天或感风寒发作或加重，头面畏寒喜热，面肌抽掣，有紧缩感，四末厥冷或冷麻，舌苔薄白，脉浮紧或沉迟。

　　（2）肝火亢盛证：患侧呈频繁的阵发性电击样疼痛，疼时面红目赤，烦躁易怒，怒则发作或加重，胁肋胀痛，口苦口干，溲赤便秘，舌质红，苔黄，脉弦数。

　　（3）胃火上攻证：面颊呈短阵性剧痛，其痛如灼，昼轻夜重，遇热诱发，牙痛似脱，龈肿口臭，胃脘灼痛，口渴喜饮，便干溲黄，舌质红，苔黄，脉滑数。

（4）气滞血瘀证：病程较长，痛如锥刺刀割，痛处固定不移，疼痛反复发作，面色晦暗，舌质紫暗或见瘀斑瘀点，脉弦细或细涩。

【治疗】

处方1：阿是穴（压痛点）。

辨证分型：风寒证加风门、大椎、肺俞；肝火亢盛证加肝俞、太冲、合谷；胃火上攻证加胃俞、内庭；气滞血瘀证加膈俞。

操作：每次取1~2个压痛点，局部常规消毒，用三棱针点刺阿是穴出血，再用闪火法拔罐，至瘀血流尽起罐。隔日1次，5次为1个疗程。

处方2：主穴：阿是穴　配穴：第一支痛者配阳白；第二支痛者配四白；第三支痛者配夹承浆。

辨证分型：风寒证加风门、大椎、肺俞；肝火亢盛证加肝俞、太冲、合谷；胃火上攻证加胃俞、内庭；气滞血瘀证加膈俞。

操作：患者取仰卧位，常规消毒后用三棱针点刺出血，起针后拔火罐3~5分钟，令出血2~3ml（如图2-21）。体质强壮，面痛严重者宜深刺，放血宜多；反之浅刺，放血宜少。3~5天1次，5次为1个疗程。

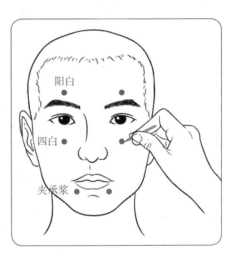

图2-21　三棱针点刺阳白、四白、夹承浆

第十四节　面肌痉挛

【概述】

面肌痉挛又称面肌抽搐或半侧颜面痉挛，为阵发性半侧颜面部肌肉的不自主运动，无其他神经系统阳性体征。开始多起于眼轮匝肌，逐渐向面颊乃至整个半侧面部发展，逆向发展的较少见。可因疲劳、紧张

而加剧，尤以讲话、微笑时明显，严重时可呈痉挛状态。本病多为神经炎的后遗症，但机制不明确。属中医学"面瞤""面风""筋惕肉瞤"范畴。

【诊断标准】

（1）多在中年起病，女性多见，单侧发病。

（2）多自一侧下眼睑的轻微颤搐开始，逐渐向面部、上眼睑、口角扩展。严重者，面肌痉挛发作时可牵扯颈部肌肉发生挛缩及眼睑的抽搐使眼睛不能睁开，口角上吊。可伴有轻度肌无力和肌委缩。

（3）在精神紧张、疲劳，面肌主动运动时症状加重，睡眠时消失。

（4）面肌痉挛不伴有疼痛。

（5）肌电图显示患侧肌纤维震颤及肌束震颤波，脑 CT 及脑电波检查无异常。

【辨证分型】

（1）风寒袭络型：症见面肌紧张或面部神经拘挛、抽搐、跳动，伴有患侧恶风恶寒，发热，头身疼痛，鼻塞，流涕，痰吐稀薄色白，口不渴或渴喜热饮，舌淡苔薄白而润，脉浮或浮紧。

（2）风热郁络型：症见颜面肌肉拘挛，抽搐，跳动，伴有面红目赤心烦，口渴欲饮，便干溲赤，发热汗出，舌红苔黄，脉洪大而浮。

（3）风痰阻络型：症见面肌拘挛、抽搐、跳动，伴有胸脘痞闷，呕恶痰涎，头痛昏蒙，口渴不欲饮或口不渴，舌淡苔白滑或腻，脉弦滑。

（4）肝胆湿热型：症见面肌痉挛，伴有头晕目赤，耳肿疼痛，耳鸣耳聋，口苦咽干或胁痛，尿赤涩痛，大便时干时稀，舌红苔黄腻，脉弦滑数。

（5）肝郁气滞型：症见情志抑郁，胁痛纳呆，饮食减少，面肌痉挛，舌淡苔白，脉浮微弦。

（6）气血虚弱型：症见面肌痉挛，汗出恶风，体倦乏力，舌淡苔薄，脉浮大无力。

（7）肝肾阴虚，虚风内动型：症见面肌痉挛或麻木弛缓，头晕头痛，肢体麻木，耳鸣目糊，性情急躁，腰膝酸软，或面红目赤心烦。患者多伴有高血压。舌红苔黄，脉弦细数或弦硬而长。

【治疗】

处方： 以眼睑肌痉挛为主，取眼针区域，太阳区域为第 1 组；以颧面肌痉挛为主，取胃经循行区域，颧髎区域为第2组；以口轮匝肌痉挛为主，取唇周区，地仓区域为第3组穴位；全面肌痉挛则在3组穴位区域中酌情选用。

辨证分型：外感六淫加风门、大椎；风痰阻络证加大椎、丰隆；肝胆湿热证加肝俞、胆俞、阳陵泉；肝郁气滞证加太冲、合谷；气血虚弱型加气海、足三里。

操作：穴位常规消毒，用梅花针轻度叩刺，待患者适应后予以中度叩刺，操作时，针尖起落要呈垂直方向，运用腕部的弹力，施行弹跳式叩打。注意在眼针区域叩刺时，嘱患者闭目，医生用拇指按压瞳子髎穴区并向太阳穴牵扯，使眼部皮肤拉紧，以便于操作。眼周及唇周采用环形叩刺。叩刺以面部潮红，患者感到轻度的热、胀痛，表皮少许渗血为度（如图2-22至图2-24）。每次叩刺3~5分钟，然后依痉挛部位不同分别在太阳、颧髎、地仓穴区拔小号罐，出血停止后即起罐。隔日1次，5次为1个疗程。

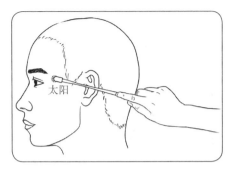

图 2-22　梅花针叩刺太阳区

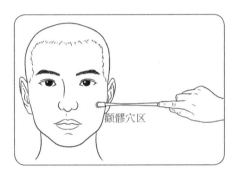

图 2-23　梅花针叩刺颧髎区

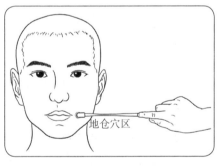

图 2-24　梅花针叩刺地仓区

第十五节　面神经麻痹

【概述】

面神经麻痹是以面部表情肌群运动功能障碍为主要特征的一种常见病。

俗称"面瘫""歪嘴巴""歪歪嘴""吊线风"，又称"口㖞""卒口僻""口眼㖞斜"。本病可发生于任何年龄，以20~40岁者居多，男性比女性发病多，面部左右两侧的发病率大致相同。它分为周围性和中枢性两种。这里主要讨论周围性面神经麻痹引起的面瘫。本病起病急，常于睡醒后突然发现口眼㖞斜，一侧眼睑不能闭合，露睛流泪，额纹消失，不能皱眉，鼻唇沟歪斜变浅，不能做吹口哨、示齿等动作，流涎，咀嚼食物常留于病侧牙齿之间，面颊板滞麻木，头痛或而耳后痛，畏寒，无半身不遂、神志不清等症状，苔薄白，脉浮滑。

【诊断标准】

（1）起病突然。

（2）患侧眼裂增大，眼睑不能闭合，流泪，额纹消失，不能皱眉。

（3）患侧鼻唇沟变浅或平坦、口角低并向健侧牵引。

（4）根据损害部位不同而又分：①茎乳突孔以上影响鼓索支时，则有舌前2/3味觉障碍；②损害在镫骨神经处，可有听觉障碍；③损害在膝状神经节，可有乳突部疼痛，外耳道与耳郭部的感觉障碍或出现疱疹；④损害在膝状神经节以上，可有泪液、唾液减少。

【辨证分型】

（1）风寒型：多有面部受凉病史，如迎风睡眠，电风扇对着一侧面部吹风过久等。一般无外感表证。起病突然，每在睡眠醒来时，发现一侧面部板滞、麻木，食物常常停滞于病侧齿颊之间；病侧额纹、鼻唇沟消失，眼睑闭合不全，迎风流泪。病程延久，部分患者口角歪向病侧，名为"倒错"现象。

（2）风热型：往往继发于感冒发热、中耳炎、牙龈肿痛并伴有耳内、乳突轻微作痛。起病突然，每在睡眠醒来时，发现一侧面部板滞、麻木、瘫痪，不能作蹙额、皱眉、露齿、鼓颊等动作；口角歪斜，漱口漏水，进餐时食物常常停滞于病侧齿颊之间；病侧额纹、鼻唇沟消失，眼睑闭合不全，迎风流泪。病程延久，部分患者口角歪向病侧，名为"倒错"现象。

【治疗】

处方1：患侧局部循经叩刺。

辨证分型：风寒型加风池、风热型加大椎。

操作：常规消毒，用梅花针从患侧翳风穴徐徐向前移动叩至颊车，往上叩至下关，再从颊车叩至地仓，往下至承浆，往上至水沟；从迎香至四白，从太阳至眉中，经过丝竹空、鱼腰、攒竹至印堂；最后叩头维（如图2-25）。发病初期（1周内）一般手法稍轻，发病后期（1周后）略重，后遗症期（3月以上）则取稍轻，但总以皮肤潮红，略有出血为度。每日1次，10次为1个疗程。

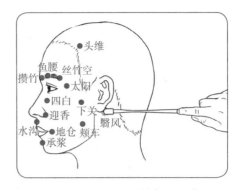

图 2-25　循经叩刺患侧局部

处方2：患侧循经叩刺。

辨证分型：风寒型加风池、风热型加大椎。

操作：选取三条线：承泣→地仓为一线；下关→颊车→承浆为一线；印堂→阳白→太阳为一线（如图2-26）。常规消毒后，用梅花针循线叩刺至局部皮肤潮红为止。每天1次，7天为1个疗程。

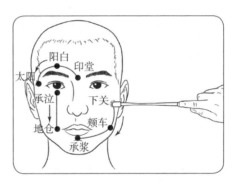

图 2-26　叩刺面神经麻痹三线

处方3：完骨。

辨证分型：风寒型加风池、风热型加大椎。

操作：常规消毒，用梅花针在完骨穴叩刺至局部微微渗血（如图2-27），并加拔罐5~10分钟，拔出血5~10ml。每日1次，共放血治疗5次。适用于面瘫急性期。

处方4：患侧牵正、阳白、太阳、颧髎、四白、颊车、地仓。

辨证分型：风寒型加风池、风热型加大椎。

操作：每次选1~2个穴。常规消毒后，用三棱针点刺2~3下，再用小

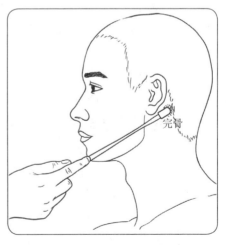

图 2-27　叩刺完骨

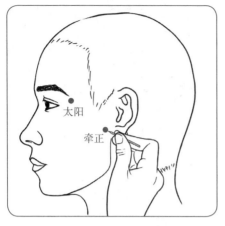

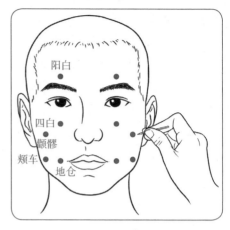

图2-28 三棱针点刺牵正、太阳　　　　图2-29 三棱针点刺颧髎等穴

玻璃罐闪罐3~5次后，留罐5分钟（如图2-28至图2-29）。每日1次，10次为1疗程。

第十六节　肋间神经痛

【概述】

肋间神经痛是指在肋间神经支配区域发生的疼痛。原发性肋间神经痛极少见，继发性者多与病毒感染，毒素刺激，机械损伤及异物压迫等有关。其疼痛性质多为刺痛或灼痛，并沿肋间神经分布。属中医学"胸痹""胁痛"范畴。

【临床表现】

（1）以一侧或两侧胁肋部疼痛为主症。

（2）疼痛性质有胀痛、刺痛、隐痛、闷痛、窜痛等，常反复发作。

【辨证分型】

（1）气滞血瘀：肋间持续疼痛，呼吸、咳嗽时症状加重，患处无红肿，按之疼痛增加，精神饮食正常。舌淡苔薄腻微黄，边有瘀点，脉弦细。

（2）寒凝痰滞，气血壅阻：肋间局限性隐痛，患处平坦，皮色不变，按之疼痛增加，遇寒加重，精神饮食正常。舌淡苔薄腻，脉沉细弦。

（3）肝气郁结：肋间疼痛并伴胸闷不畅，精神饮食正常，脉弦。

【治疗】

处方 1：肋间阿是穴。

辨证分型：气滞血瘀型加膈俞、肝俞；寒凝痰滞型加膻中、脾俞；肝气郁结型加太冲、肝俞。

操作：常规消毒，先以三棱针点刺肋间疼痛最明显处约 1.5cm 深，可顺肋间斜刺 2~3 针，刺后轻摇针孔，使之出血如绿豆大，不留针，起针后立即拔上火罐，至停止出血后即起罐，再用酒精棉球拭净血迹。隔日 1 次，5 次为 1 个疗程。

处方 2：肋间神经疼痛区。

辨证分型：气滞血瘀型加膈俞、肝俞；寒凝痰滞型加膻中、脾俞；肝气郁结型加太冲、肝俞。

操作：常规消毒，用梅花针在患侧脊椎旁痛感中心螺旋样从内向外逐步扩大叩击，对痛点区重叩，至局部皮肤明显发红并有轻度出血时，用闪火法拔上火罐，留罐 5~10 分钟。每日或隔日 1 次，5 次为 1 个疗程。

处方 3：期门、阿是穴（压痛明显处）。

辨证分型：气滞血瘀型加膈俞、肝俞；寒凝痰滞型加膻中、脾俞；肝气郁结型加太冲、肝俞。

操作：局部常规消毒，用梅花针对选定区域由轻而重地叩刺，直至局部皮肤明显发红，并轻微出血。然后在该处拔罐，留罐 10 分钟，起罐后用酒精棉球拭净血迹。隔日治疗 1 次。

第十七节　坐骨神经痛

【概述】

坐骨神经痛是指坐骨神经病变，沿坐骨神经通路即腰、臀部、大腿后、小腿后外侧和足外侧发生的疼痛症状群。本病分为原发性和继发性两大类。原发性坐骨神经痛（坐骨神经炎）原因不明，临床比较少见。继发性坐骨神经痛是由邻近病变的压迫或刺激引起，分为根性和干性坐骨神经痛，分别指受压部位是在神经根或在神经干。坐骨神经痛以根性多见，病因以椎间盘突出最常见，其他病因有椎管内肿瘤、椎体转移病、腰椎结核、腰椎管狭窄等；干性坐骨神经痛可由骶髂关节炎、盆腔内肿瘤、妊娠子宫压迫、髋关节炎、臀部外伤、糖尿病等导致。坐骨神经病多见于中老年男性，以单侧较多。该病起病急骤，患者首先感到下背部酸痛和腰部僵直感，或者在发病前数周，在走路和运动时下肢有短暂的疼痛，以后逐步加重而发展为剧烈疼痛，疼痛由腰部、臀部或髋部开始，向下沿大腿后侧、腘窝、小腿外侧和足背扩散，在持续性疼痛的基础上有一阵阵加剧的烧灼样或者针刺样疼痛，夜间更严重。属中医学"痹证"范畴。

【诊断标准】

（1）沿坐骨神经分布区域内，传导性放射性疼痛。

（2）跟腱反射减低或消失。

（3）直腿抬高试验阳性。

（4）常见压痛点：坐骨切迹、臀中点、腘窝点、腓点、踝点。

（5）腰椎摄片常见腰 4、5 椎间隙狭窄。

【辨证分型】

（1）寒胜痛痹证：腰部连及下肢窜痛，遇寒加重，得温痛减，形寒肢冷，舌淡，苔白，脉沉细。

（2）寒湿犯腰证：腰部连及下肢窜痛，肢体沉重，遇寒加重，得温痛减，形寒肢冷，舌淡胖苔白，脉濡缓。

（3）瘀血犯腰证：腰部压痛明显，连及下肢疼痛，痛如刀割针刺，入夜尤甚，舌质紫暗或有斑点，脉涩。

（4）湿热犯腰证：腰部连及下肢灼热疼痛，腰部沉重，转侧不利，渴不欲饮，舌质红，苔黄腻，脉濡数或滑数。

（5）肝肾亏虚证：腰部连及下肢后外侧，腰膝酸软，头晕耳鸣，软弱无力，劳累后加剧，脉弱。

【治疗】

处方 1：委中穴（双侧）。

辨证分型：寒湿留着型加肾俞、腰阳关、命门；瘀血犯腰型加肝俞、膈俞、关元俞；湿热犯腰型加阴陵泉；肝肾亏虚型加肝俞、肾俞。

操作：患者取站立位，局部皮肤常规消毒后，选用三棱针一枚，左手拇指压在被刺部位下端，右手持三棱针对准委中附近显露的静脉血管处，与局部皮肤呈 60° 斜刺入脉中后迅速将针退出，使瘀血流出。可使用消毒棉球轻轻按压静脉上端，以助瘀血排出。待出血自行停止后，再用消毒干棉球按压针孔，最后以无菌敷料保护针孔，以防感染。每周2次，4次为1个疗程。

处方2：下腰部：阿是穴、病变水平夹脊穴、八髎、秩边、环跳（每次取1~2穴）。

下肢部：承扶、殷门、委中、阳陵泉、悬钟、丘墟、昆仑（每次取2~3穴）。

辨证分型：寒湿留着型加肾俞、腰阳关、命门；瘀血阻滞型加肝俞、膈俞、关元俞；湿热阻滞型加阴陵泉；肝肾阴虚证加肝俞、肾俞。

操作：患者取俯卧位，各穴位常规消毒后，用三棱针点刺出血（一般点刺穴位附近明显的静脉处，静脉不显处直接点刺穴位），再用闪火法拔上合适的火罐，留罐5~10分钟，起罐后用酒精棉球擦净血迹。每周2次，4次为1个疗程。

处方3：阿是穴、环跳、委中、承山、阳陵泉、悬钟、昆仑。

辨证分型：寒湿留着型加肾俞、腰阳关、命门；瘀血阻滞型加肝俞、膈俞、关元俞；湿热阻滞型加阴陵泉；肝肾阴虚证加肝俞、肾俞。

操作：以上穴位每次选2~3个，常规消毒后，用七星梅花针叩刺至皮肤潮红或隐隐出血，然后用闪火法拔罐，留罐5~10分钟，起罐后用酒精棉球擦净血迹。每周2次，4次为1个疗程。

第十八节　脑梗死

【概述】

脑梗死又称缺血性脑卒中，是指局部脑组织因血液循环障碍，缺血、缺氧而发生的软化坏死。主要是由于供应脑部血液的动脉出现粥样硬化和血栓形成，使管腔狭窄甚至闭塞，导致局灶性急性脑供血不足而发病；也可因异常物体（固体、液体、气体）沿血液循环进入脑动脉或供应脑血液循环的颈部动脉，造成血流阻断或血流量骤减而产生相应支配区域脑组织软化坏死。前者称为脑血栓形成，占本病的40%~60%，后者称为脑栓塞，占本病的15%~20%。此外，尚有一种腔隙性脑梗死，系高血压小动脉硬化引起的脑部动脉深穿支闭塞形成的微梗死，也有人认为少数病例可由动脉粥样硬化斑块脱落崩解导致的微栓塞引起，占脑梗死的 20%~30%。脑梗死是脑血管病中最常见者，约占 75%，病死率平均 10%~15%，致残率极高，且极易复发，复发性中风的死亡率大幅度增加。本病属中医学"卒中""中风""类中风""偏枯"半身不遂"等范畴。

【诊断标准】

（1）以半身不遂，口舌歪斜，舌强言謇，偏身麻木，甚则神志恍惚、迷蒙、神昏、昏愦为主症。

（2）发病急骤，有渐进发展过程。病前多有头晕头痛，肢体麻木等先兆。

（3）常有年老体衰，劳倦内伤，嗜好烟酒，膏粱厚味等因素。每因恼怒、劳累、酗酒、感寒等诱发。

（4）量血压，行神经系统、脑脊液及血常规、眼底等检查。有条件做CT、磁共振检查，可有异常表现。

（5）应注意与痫病、厥证、痉病等鉴别。

【辨证分型】

1. 中经络

（1）肝阳暴亢：半身不遂，舌强语謇，口舌歪斜，眩晕头痛，面红目赤，心烦易怒，口苦咽干，便秘尿黄。舌红或绛，苔黄或燥，脉弦有力。

（2）风痰阻络：半身不遂，口舌歪斜，舌强言謇，肢体麻木或手足拘急，头晕目眩。舌苔白腻或黄腻，脉弦滑。

（3）痰热腑实：半身不遂，舌强不语，口舌歪斜，口黏痰多，腹胀便秘，午后面红烦热。舌红，苔黄腻或灰黑，脉弦滑大。

（4）气虚血瘀：半身不遂，肢体软弱，偏身麻木，舌歪语謇，手足肿胀，面色淡白，气短乏力，心悸自汗。舌质暗淡，苔薄白或白腻，脉细缓或细涩。

（5）阴虚风动：半身不遂，肢体麻木，舌强语謇，心烦失眠，眩晕耳鸣，手足拘挛或蠕动。舌红或暗淡，苔少或光剥，脉细弦或数。

2. 中脏腑

（1）风火蔽窍：突然昏倒，不省人事，两目斜视或直视。面红目赤，肢体强直，口噤，项强，两手握紧拘急，甚则抽搐、角弓反张。舌红或绛，苔黄而燥或焦黑，脉弦数。

（2）痰火闭窍：突然昏倒，昏愦不语，躁扰不宁，肢体强直。痰多息促，两目直视，鼻鼾身热，大便秘结，舌红，苔黄厚腻，脉滑数有力。

（3）痰湿蒙窍：突然神昏迷睡，半身不遂，肢体瘫痪不收。面色晦垢，痰涎涌盛，四肢逆冷。舌质暗淡，苔白腻，脉沉滑或缓。

（4）元气衰败：神昏，面色苍白，瞳神散大，手撒肢逆，二便失禁，气息短促，多汗肤凉。舌淡紫或萎缩，苔白腻，脉散或微。

【治疗】

处方1：太阳、曲泽、委中、十宣、十二井穴。舌强不语者加金津、玉液（如图2-30）。

辨证分型：适用于中脏腑证。

操作：令患者直立或扶其直立，选择委中穴或穴周最近显现血络，常规消毒，针对血络直刺5mm，血液流出至自然停止，继而在刺络的部位拔罐，留罐5分钟，此时对曲泽穴、太阳穴及穴周显现的血络刺络放血。每穴出血量控制在10ml以内。十宣、十二井穴每次选取2~3个穴，使每穴挤压出血3~5滴即可。每周治疗2次。

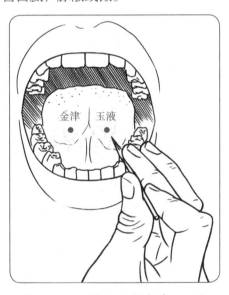

图2-30 三棱针点刺金津、玉液

处方2：头部督脉、膀胱经、胆经、患肢手足阳明经。

辨证分型：适用于中经络证。

操作：患者取坐位，不能坐者由家人扶持而坐，对梅花针及叩刺部位常规消毒，手持梅花针柄，放松手腕，针头垂直对准叩刺部位，依次叩刺头部督脉、膀胱经、胆经，患肢手足阳明经，反复叩刺数次，以局部微红为度，完毕后用酒精棉球擦净血迹。叩刺头部时令患者活动患侧肢体。

第十九节　癫痫

【概述】

癫痫是多种原因引起脑部神经元群阵发性异常放电所致的，发作性运动、感觉、意识、精神、自主神经功能异常的一种疾病。表现为感觉、意识及精神等方面的障碍，以突然晕倒、不省人事、口吐涎沫、两目上视、瞳孔放大、肢体抽搐，或大小便失禁、口中发出猪羊样尖叫声，移时自醒，醒后如常人等为主要症状。属中医学"痫病"范畴，俗称"羊痫风"。

【诊断标准】（参考国家中医药管理局 1994 年发布的《中医病证诊断疗效标准》）

（1）全面性发作时突然昏倒，项背强直，四肢抽搐。或仅两目瞪视，呼之不应，或头部下垂，肢软无力。

（2）部分性发作时可见多种形式，如口、眼、手等局部抽搐而无突然昏倒，或幻视，或呕吐、多汗，或言语障碍，或无意识的动作等。

（3）起病急骤，醒后如常人，反复发作。

（4）多有家族史，每因惊恐、劳累、情志过极等诱发。

（5）发作前常有眩晕、胸闷等先兆。

（6）脑电图检查有阳性表现，有条件做 CT、磁共振检查。

（7）应注意与中风、厥证、痉病等鉴别。

【辨证分型】

1. 实证

（1）痰火扰神：猝然仆倒，不省人事，四肢强痉拘挛，口中有声，口吐白沫，烦躁不安，气高息粗，痰鸣漉漉，口臭便干。舌质红或暗红，苔黄腻，脉弦滑。

（2）风痰闭窍：发则猝然昏仆，目睛上视，口吐白沫，手足抽搐，喉中痰鸣。舌质淡红，苔白腻，脉滑。

（3）瘀阻脑络：发则猝然昏仆，瘛疭抽搐，或单以口角、眼角、肢体抽搐，颜面口唇青紫。舌质紫暗或有瘀点，脉弦或涩。

2. 虚证

（1）血虚风动：或猝然仆倒，或面部烘热，或两目瞪视，或局限性抽搐，或四肢抽搐无力、手足蠕动、二便自遗。舌质淡，少苔，脉细弱。

（2）心脾两虚：久发不愈、猝然昏仆，或仅头部下垂、四肢无力，伴面色苍白、口吐白沫、四肢抽搐无力、口噤目闭、二便自遗。舌质淡，苔白，脉弱。

（3）肝肾阴虚：发则猝然昏仆，或失神发作，或语謇、四肢逆冷、肢搐瘛疭、手足蠕动、健忘失眠、腰膝酸软。舌质红绛，少苔或无苔，脉弦细数。

【治疗】

处方 1： 长强。

辨证分型： 痰火扰神证加行间、丰隆；风痰闭窍加丰隆、太冲；瘀阻脑络加膈俞；心脾两虚加心俞、脾俞；肝肾阴虚加肝俞、肾俞。

操作： 伏身屈膝于腹部，使臀部仰起，在尾骨端与肛门中间凹陷处，局部严格消毒，左手提起穴位之间的皮肉，右手持三棱针重刺长强及其上下左右各一针，深2~3分，以用手挤压出血为度。每周1~2次，10次为1疗程。

处方 2： 大椎、腰奇、夹脊穴。

辨证分型： 痰火扰神证加行间、丰隆；风痰闭窍加丰隆、太冲；瘀阻脑络加膈俞；心脾两虚加心俞、脾俞；肝肾阴虚加肝俞、肾俞。

操作： 大椎、腰奇常规消毒后点刺出血数滴，加拔火罐5~10分钟，然后以梅花针叩打第1颈椎至第4骶椎两侧夹脊穴，至皮肤潮红为度（如图2-31）。每周2~3次。

处方 3： 风府至长强各个脊椎棘

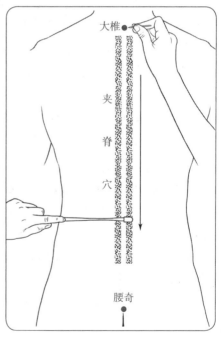

图 2-31　三棱针点刺大椎、腰奇，梅花针叩打夹脊穴

突间。

操作：常规消毒后，每穴用三棱针挑刺出血 2~3 滴，加拔火罐 5~10 分钟。开始 3 天 1 次，随发作期间隔时间的延长，可 1 周 1 次。

第二十节　神经衰弱

【概述】

神经衰弱是指由于某些长期存在的精神因素引起脑功能活动过度紧张，从而产生了精神活动能力的减弱。其主要临床特点是易于兴奋又易于疲劳，常伴有各种躯体不适感和睡眠障碍，不少患者病前具有某种易感素质或不良个性。在中医学"失眠""虚劳""郁证"中可找到类似的描述。

【诊断标准】

（1）符合神经症诊断标准

（2）以神经衰弱症状为主要临床相，至少有下述症状的 3 项：

①衰弱症状：如脑力易疲劳，感到没有精力和脑力迟钝，注意力不集中或不能持久，感到记忆差；

②情绪症状：易烦恼，易激惹，往往伴有因症状而发生的继发性焦虑苦恼；

③兴奋症状：容易精神兴奋，表现为回忆和联想增多且控制不住，兴奋伴有不快感而没有言语运动增多；

④紧张性疼痛：紧张性疼痛或肢体肌肉酸痛；

⑤睡眠障碍：如入睡困难，为多梦所苦，醒后感不解乏，睡眠感消失（实际已睡，自感未睡），睡眠觉醒节律紊乱（夜间不眠，白天没精打采和打瞌睡）。

（3）不符合其他神经症的诊断标准。

【辨证分型】

1. 实证

（1）肝气郁结：精神抑郁，情绪不宁，善太息，胸胁胀痛，痛无定处，脘闷嗳气，腹胀纳呆或呕吐，大便失常，女子月事不行，苔薄腻，脉弦。

（2）气郁化火：性情急躁易怒，胸闷胁胀，嘈杂吞酸，口干而苦，大便秘结，或头痛、目赤、耳鸣，舌质红，苔黄，脉弦数。

（3）气滞痰郁：咽中不适，如有物梗阻，咯之不出，咽之不下，胸中窒闷，或兼胁痛，苔白腻，脉弦滑。

2. 虚证

（1）忧郁伤神：精神恍惚，心神不宁，悲忧善哭，时时欠伸，舌质淡，红薄白，脉弦细。

（2）心脾两虚：多思善虑，心悸胆怯，少寐健忘，面色不华，头晕神疲，食欲不振，舌质淡，脉细弱。

（3）阴虚火旺：眩晕，心悸，少寐，心烦易怒，或遗精腰酸，妇女则月经不调，舌质红，脉弦细而数。

【治疗】

处方：耳尖。

辨证分型：肝气郁结加太冲；气郁化火加肝俞、合谷；气滞痰郁加膻中、丰隆；心脾两虚加脾俞、足三里；阴虚火旺加肾俞。

操作：患者取坐位，先按揉耳郭1分钟，然后将患者患侧耳郭自耳房对折，常规消毒后，取耳郭上尖端折点处为针刺部位，用小号三棱针迅速刺入皮肤1~2mm，然后用手挤压针刺点附近耳郭，挤出5~10滴血，再用消毒干棉球压迫止血。

第三章

刺血疗法治疗
皮肤科疾病

第一节　痤疮

【概述】

痤疮俗称"粉刺""青春痘"，是一种常见的炎性皮脂毛囊疾病。多发生于男女青春发育期，以面部多见，也可发生在前胸和后背皮脂腺分泌较多的部位，油性皮肤的人更加严重，特点为粉刺、丘疹、脓疱、结节和囊肿。多数认为本病与雄激素、皮脂腺和毛囊内微生物密切相关。此外，遗传、饮食、胃肠功能、环境因素、化妆品及精神因素亦与本病的发病有关。临床上常分为白头粉刺和黑头粉刺两类。如毛囊口开放，脂栓因氧化及粉尘所染而呈黑色，称为黑头粉刺。如毛囊口闭合，丘疹顶端呈白色故称为白头粉刺。属中医学"肺风""粉刺"范畴。

【诊断标准】

（1）初起在毛囊口，呈现小米粒大小红色丘疹，亦可演变为脓疱。此后可形成硬结样白头粉刺或黑头粉刺，严重病例可形成硬结性囊肿。

（2）多发于男女青春期之面部及胸背部，常伴有皮脂溢出。

（3）多有饮食不节，过食肥甘厚味，或感外邪等诱发。

（4）青春期过后，多数可自然减轻。

（5）妇女多伴有月经不调。

【辨证分型】

（1）肺经风热：丘疹色红，或有痒痛。舌红，苔薄黄，脉浮数。

（2）湿热蕴结：皮疹红肿疼痛，或有脓疱、口臭、便秘、尿黄。舌红，苔黄腻，脉滑数。

（3）痰湿凝结：皮疹结成囊肿，或有纳呆，便溏。舌淡胖，苔薄，脉滑。

【治疗】

处方 1：大椎、肺俞、膈俞。

辨证分型：肺经风热证加风门、尺泽；湿热蕴结证加曲池、曲泽、足三里；痰湿凝结证加脾俞、丰隆。

操作：先从穴位四周向穴位处挤压，使局部充血。常规消毒后，用三棱针快速点刺,每穴 3~5 下,见少量出血后立即拔火罐,至停止出血后起罐,再用酒精棉球擦净血迹。

处方 2:耳尖、大椎。

辨证分型:肺经风热证加风门、尺泽;湿热蕴结证加曲池、曲泽、足三里;痰湿凝结证加脾俞、丰隆。

操作:常规消毒,用三棱针或 5 号注射器针头迅速点刺耳尖穴出血,挤压使其出血 3~5 滴,后用消毒干棉球按压止血。大椎穴用三棱针或 5 号注射器针头挑破出血,并用闪火法拔火罐,留罐时间为 5 分钟。隔日 1 次,10 次为 1 个疗程,双侧耳尖穴交替治疗。

处方 3:阿是穴、大椎、肺俞穴。

辨证分型:肺经风热证加风门、尺泽;湿热蕴结证加曲池、曲泽、足三里;痰湿凝结证加脾俞、丰隆。

操作:常规消毒,用梅花针叩刺,一般以面颊、额等病变部位为主,背部的大椎、肺俞穴周围方施以环形叩刺,可在督脉和膀胱经循经取穴施以叩刺。叩刺强度可根据患者的体质、病情和部位而定,可分为轻、中、重三种叩刺法。轻度叩刺,局部皮肤略有潮红,适用于皮肤黏膜敏感部位和耐受力差的患者;中度叩刺,局部皮肤潮红但不渗血,适用于耐受力中等的患者;重度叩刺,局部皮肤明显发红有渗血,适用于实证病情较重的患者。背部穴位在叩刺后配合拔罐 5~10 分钟疗效较佳。隔日 1 次,10 次为1 疗程。

第二节　黄褐斑

【概述】

黄褐斑是发生在面部的黄褐色色素沉着斑。多发于女性,与妊娠、内分泌失调、口服避孕药、慢性疾病、日光久晒、精神刺激、消化功能紊乱及某些接触焦油类职业等有关。临床表现为淡褐色或淡黑色斑,形状不规则,对称分布于额、眉、颊、鼻、上唇等颜面皮肤,一般无自觉症状及全身不适。中医称之为"鼾黑斑""肝斑""蝴蝶斑"。

【诊断标准】

（1）面部皮损为黑斑，平于皮肤，色如尘垢，淡褐或淡黑，无痒痛。

（2）常发生在额、眉、颊、鼻背、唇等颜面部。

（3）多见于女子，起病有慢性过程。

（4）组织病理检查示表皮中色素过度沉着，真皮中嗜黑素细胞也有较多的色素。可在血管和毛囊周围有少数淋巴细胞浸润。

【辨证分型】

（1）气滞血瘀：颜面呈现浅褐色或深褐色的点状斑，境界清晰，以目周、鼻周多件，急躁易怒，胸胁胀痛。舌苔薄黄，脉弦数。

（2）湿热内蕴：颜面呈现浅褐色点状斑，自边缘向中心颜色逐渐加深，前额、口唇、鼻部多见，境界不清，渴不欲饮，苔黄腻，脉滑数。

（3）阴虚火旺：颜面色斑多见于鼻、额、面颊部，大小不定，境界清楚，五心烦热，心悸失眠，舌红少苔，脉细数。

【治疗】

处方 1：大椎、肺俞、膈俞、肝俞、脾俞、胃俞。

辨证分型：气滞血瘀证加肝俞、膈俞；湿热内蕴证加脾俞、胃俞；阴虚火旺加肾俞、太溪。

操作：每次选取 4~6 穴。常规消毒后，用三棱针点刺 2~3 下，或用皮肤针叩刺至皮肤微微发红，再在此部位上拔罐 5~10 分钟，将瘀血拔出。除大椎穴外以上穴位均双侧取穴，交替使用，1 周 2 次，10 次为一疗程。

处方 2：阿是穴。

辨证分型：气滞血瘀证加肝俞、膈俞；湿热内蕴证加脾俞、胃俞；阴虚火旺加肾俞、太溪。

操作：常规消毒，选择面部黄褐斑密集区，用小三棱针点刺 2~3 下，再用手挤压出血，直至血的颜色变淡为止，再用消毒干棉球擦净。

第三节　荨麻疹

【概述】

荨麻疹又称风疹块，是一种常见的过敏性皮肤病，常由各种过敏性刺激因素引起，也可因为肠道寄生虫引起。其临床表现为局限性风疹块样损害，骤然发生并迅速消退，愈后不留任何痕迹，有剧烈瘙痒及烧灼感，也可为慢性过程。分急性与慢性两种类型：急性荨麻疹起病急，慢性者可迁延数月或数年。属中医学"瘾疹""风团""风疹"范畴。

【诊断标准】

（1）突然发作，皮损为大小不等、形状不一的水肿性斑块，境界清楚。

（2）皮疹时起时落，剧烈瘙痒，发无定处，退后不留痕迹。

（3）部分病例可有腹痛腹泻，或有发热、关节痛等症。严重者可有呼吸困难，甚至引起窒息。

（4）皮肤划痕试验阳性。

（5）皮疹经过三个月以上不愈或反复间断发作者为慢性荨麻疹。

【辨证分型】

（1）风热犯表：风团鲜红，灼热剧痒。伴有发烧、恶寒、咽喉肿痛，遇热则皮疹加重。舌苔薄白或薄黄，脉浮数。

（2）风寒束表：皮疹色白，遇风寒加重，得暖则减，口不渴。舌质淡，舌苔白，脉浮紧。

（3）血虚风燥：反复发作，迁延日久，午后或夜间加剧。伴心烦易怒，口干，手足心热。舌红少津，脉沉细。

【治疗】

处方 1：大椎、肺俞（双侧）、膈俞（双侧）。

辨证分型：风热犯表、风寒束表加风门、曲池、血海；脾胃湿热加脾俞、胃俞；血虚风燥加风市、足三里、血海。

操作：常规消毒，用三棱针点刺出血，再用闪火法拔火罐，留罐 5~10 分钟。隔日 1 次，10 次为 1 个疗程。

处方 2：阿是穴、背部膀胱经。

操作：局部常规消毒，用梅花针中度叩刺皮肤严重瘙痒处及背部膀胱经，以皮肤潮红微微渗血为度，再在被叩刺的部位用闪火法拔火罐，留罐 5~10 分钟，起罐后用消毒干棉球擦净血迹。

处方 3：（耳穴）神门、肺、荨麻疹点、肾上腺。

操作：患者端坐，先轻柔耳廓，使其充血，常规消毒后，用三棱针依次点刺上述穴位（如图 3-1），每个穴位挤压出血 3~5 滴，完毕后用消毒干

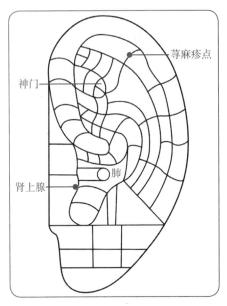

图 3-1 （耳穴）神门、肺、
荨麻疹点、肾上腺

棉球压迫针孔止血。每日1次，10次为1个疗程，每次取单侧耳穴进行治疗，双耳交替使用。

第四节 银屑病

【概述】

银屑病是一种容易复发的，具有顽固特征性皮损的慢性鳞屑性皮肤病，又称牛皮癣。本病好发于青壮年，男性多于女性，有一定的遗传倾向，大多数冬季发病或加重，夏季减轻，久病患者与季节变化关系不明显。本病可发于全身各处，但以四肢伸侧，尤其是肘膝部多发。其次也可见于头皮、腰部、掌、指（趾）甲及黏膜也可受累。属中医学"松皮癣""白疕"范畴。

【诊断标准】

（1）皮损初为针尖至扁豆大的炎性红色丘疹，常呈点滴状分布，迅速增大，表面覆盖银白色多层性鳞屑，状如云母。鳞屑剥离后，可见薄膜现象及筛状出血，基底浸润，可有同形反应。陈旧皮疹可呈钱币状、盘状、地图状等。

（2）好发于头皮、四肢伸侧，以肘关节面多见，常泛发全身。

（3）部分患者可见指甲病变，轻者呈点状凹陷，重者甲板增厚，光泽消失。或可见于口腔、阴部黏膜。发于头皮者可见束状毛发。

（4）起病缓慢，易于复发。有明显季节性，一般冬重夏轻。

（5）可有家族史。

（6）组织病理检查示表皮角化过度、角化不全。角层内有中性多形核白细胞堆积，棘层增厚。表皮突呈规则性向下延伸，真皮乳头水肿呈棒状，乳头内血管扩张，血管周围有炎性细胞浸润。

【辨证分型】

（1）风热血燥：皮损鲜红，皮疹不断出现，红斑增多，刮去鳞屑可见发亮薄膜，点状出血，有同形反应。伴心烦口渴，大便干，尿黄。舌质红，舌苔黄或腻，脉弦滑或数。

（2）血虚风燥：皮损色淡，部分消退，鳞屑较多。伴口干、便干。舌质淡红，苔薄白，脉细缓。

（3）瘀滞肌肤：皮损肥厚浸润，颜色暗红，经久不退。舌质紫暗或见瘀斑、瘀点，脉涩或细缓。

【治疗】

处方1：患处局部。

辨证分型：血热风燥加大椎、风门、膈俞、血海；血虚风燥加足三里、脾俞、血海；瘀滞肌肤加肝俞、膈俞、血海。

操作：常规消毒，用梅花针由病灶外侧向内侧、由轻渐重反复叩刺患处局部，直至皮肤微微渗血，皮肤平坦处可配合拔罐5~10分钟。1周2次，10次为1个疗程。

处方2：委中、耳背静脉。

辨证分型：血热风燥加大椎、风门、膈俞、血海；血虚风燥加足三里、脾俞、血海；瘀滞肌肤加肝俞、膈俞、血海。

操作：刺委中：患者取站立位，皮肤常规消毒后，选用三棱针一枚，左手拇指压在被刺部位下端，右手持三棱针对准委中部青紫脉络处，与局部皮肤呈60°斜刺入脉中后迅速将针退出，使瘀血流出。可使用消毒棉球轻轻按压静脉上端，以助瘀血排出。待停止出血后，再用消毒棉球按压针孔，最后以无菌敷料保护针孔，以防感染。刺耳背：用点刺放血法。先找到耳背之青筋（暴露的静脉），消毒后用三棱针快速点刺（如图3-2），后挤压针孔，放出鲜血数滴，再用消毒干棉球按压止血。注意刺时不要过深，以免伤及软骨。

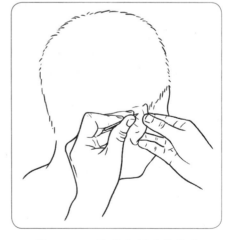

图3-2　三棱针点刺耳背静脉

本病的急性期可隔日治疗 1 次，慢性期每周治疗 2 次。

处方 3：督脉旁开 5 分、1.5 寸、3 寸六条线，患处局部。

操作：消毒皮肤，叩刺六条线，反复 3 次，皮损局部重叩出血为度，再用闪火法拔罐 5~10 分钟。1 周 2 次，10 次为 1 疗程。

第五节　扁平疣

【概述】

扁平疣是由人类乳头瘤病毒所致的一种发生于皮肤浅表的良性赘生物。表现为分散分布、质地柔软、顶部光滑、粟粒至绿豆大、淡褐或高出皮肤表面的扁平状丘疹，多发生于青年人面部或手背，尤以青春期前后女性为多，故也称青年扁平疣。属中医学"扁瘊"范畴。

【诊断标准】

（1）皮损处呈米粒至高粱粒大小扁平丘疹，表面光滑，孤立散在，淡黄褐色或正常皮肤色，或微痒。

（2）多发于暴露部位，如面部、手背。

（3）有自家接种的特点。可见同形反应。

（4）好发于青少年。

（5）组织病理检查：表皮棘层肥厚，乳头瘤样增生和角化过度，伴角化不全。棘层上部和颗粒层有空泡化细胞，核深染，嗜碱性。

【辨证分型】

（1）热毒蕴结：皮疹淡红，数目较多，伴口干不欲饮，身热，大便不畅，尿黄。舌质红，苔白或腻，脉滑数。

（2）热蕴络瘀：病程较长，皮疹黄褐或暗红、可有烦热。舌暗红，苔薄白，脉沉缓。

【治疗】

处方 1：疣的局部。

操作：常规消毒，先叩打疣周围，以螺旋式叩打，从外向内至疣基底部，宜密刺；若见疣数量较多时，要选择最早长出或体积最大者叩刺，不但叩打基底部，疣的顶端亦需叩刺，可刺破出血，这样可破坏疣体血运营养供应，从而使其枯萎脱落。扁平疣体及其基底部重刺激，其他部位中等刺激，后用火罐拔吸出血，出血量约2ml，起罐后用干棉球擦净血。1周2次，5次为1个疗程。

处方2： 疣的局部。

辨证分型： 热毒蕴结加曲池、大椎；热蕴络瘀加膈俞、大椎。

操作： 选择最早出现的皮疹（俗称"母瘊子"）和较大的典型皮疹，常规消毒后，左手拇、食、中三指夹紧被刺皮疹，右手持三棱针快速点刺皮疹，点刺深度以皮疹高出皮肤表面的两倍为宜，随即迅速退出，轻轻挤压针孔周围，使之少许出血。1周2次，5次为1个疗程。

处方3： 耳背静脉。

操作： 选患者耳背上1/3近耳轮处的明显静脉血管1支，揉搓1~2分钟，使其充血，常规消毒后用左手拇、食指将耳背拉平，中指顶于下，右手持三棱针刺破血管，让血自行流出(约10滴)，然后用酒精棉球不断擦拭，待血色变淡后用消毒干棉球按压止血。1周2次，双耳交替治疗。

第六节　带状疱疹

【概述】

带状疱疹是由水痘－带状疱疹病毒引起的急性炎症性皮肤病。其主要特点为簇集水泡，沿一侧周围神经作群集带状分布，伴有明显神经痛。初次感染表现为水痘，以后病毒可长期潜伏在脊髓后根神经节，免疫功能减弱时会诱发水痘带状疱疹病毒再度活动，生长繁殖，沿周围神经波及皮肤，发生带状疱疹。带状疱疹患者一般可获得对该病毒的终生免疫，但亦有反复多次发作者。属中医学"缠腰火丹""蛇窜疮"等范畴。

【诊断标准】

（1）皮损多为绿豆大小的水疱，簇集成群，疱壁较紧张，基底色红，常单侧分布，排列成带状。严重者，皮损可表现为出血性，或可见坏疽性损害。皮损发于头面部者，病情往往较重。

（2）皮疹出现前，常先有皮肤刺痛或灼热感，可伴有周身轻度不适、发热。

（3）自觉疼痛明显，可有难以忍受的剧痛或皮疹消退后遗疼痛。

【辨证分型】

（1）肝经郁热：皮损鲜红，疱壁紧张，灼热刺痛，口苦咽干，烦躁易怒，大便干或小便黄。舌质红，舌苔薄黄或黄厚，脉弦滑数。

（2）脾虚湿蕴：颜色较淡，疱壁松弛，口不渴，食少腹胀，大便时溏，舌质淡，舌苔白或白腻，脉沉缓或滑。

（3）气滞血瘀：皮疹消退后局部疼痛不止。舌质暗，苔白，脉弦细。

【治疗】

处方 1：阿是穴（皮损局部）。

辨证分型：肝经郁热加肝俞、行间；脾虚湿蕴加脾俞、太白；气滞血瘀加肝俞、膈俞。

操作：疱疹局部皮肤作常规消毒后，首先用梅花针叩刺，手法由轻到重，顺序从周围临界皮肤到疱疹集簇处，程度以皮肤出血、疱壁破裂为度。在确认患部皮肤全部叩刺后，即在叩刺处拔罐，吸出大量的水性分泌物和少量血液。留罐时间为 5~10 分钟。如果患者皮肤面积大，则在第一遍拔罐未能覆盖处进行第二遍拔罐，直至遍及患部，不得遗漏。再用酒精棉球揩净患部皮肤即可。隔日治疗 1 次，5 次为 1 个疗程。

处方 2：阿是穴。

辨证分型：肝经郁热加肝俞、行间；脾虚湿蕴加脾俞、太白；气滞血瘀加肝俞、膈俞。

操作：选取疱疹群间正常皮肤处阿是穴，并注意选择疱疹带两端之穴位。

对阿是穴常规消毒后，视患者年龄体质选取适当三棱针点刺若干点，年龄小或有恐惧心理者点刺 1~2 点即可；青壮年或无恐惧心理、病情较重者可分 3 处选取穴位，即疱疹带两端及中间，每处点刺 2~3 点。后在点刺处选取大小合适的火罐用闪火法拔罐，放血量及留罐时间视患者体质、年龄、病情等情况而定，一般情况下每拔罐处放血约 2ml 即可，留罐时间 5~10 分钟为宜。取罐后用酒精棉球消毒患处。每日或隔日治疗 1 次，10 次为 1 疗程。疗效突出者 1 周即可痊愈。

处方 3：患侧华佗夹脊穴、疱疹周围。

操作：常规消毒，用三棱针在疱疹周围及患侧华佗夹脊穴刺络出血，再用闪火法将玻璃罐叩至刺络部位，留罐 5~10 分钟，出血 2~3ml。隔日治疗 1 次，5 次为 1 个疗程。

附：带状疱疹后遗神经痛

【概述】

带状疱疹后遗神经痛是带状疱疹皮损完全消退后，皮损部位遗留的烧灼样刺痛。多发于老年人，可持续数月至数年，缠绵不愈，顽固难除。

【诊断标准】

根据其临床症状、皮疹特点及检查结果即可诊断。

【辨证分型】

参考带状疱疹分型。

【治疗】

处方 1：阿是穴（皮肤瘢痕或色素沉着区、神经疼痛分布区）。

操作：局部常规消毒后，用梅花针沿病损皮肤瘢痕或色素沉着区、神经疼痛分布区，用重度刺激法，均匀叩击至局部皮肤发红，有轻微出血为度，然后沿叩刺部位拔火罐若干，5 分钟后起罐，再用酒精棉球将血迹擦净。隔日 1 次，5 次为 1 个疗程。

处方 2：阿是穴。

操作：局部常规消毒后，在带状疱疹神经痛部位，先用三棱针点刺出血，再加拔火罐 5~10 分钟，起罐后用酒精棉球擦净血迹。隔日 1 次，5 次为 1 个疗程。

处方 3：阿是穴（原疱疹循行部位及现疼痛区域）。

操作：局部常规消毒后，用梅花针中等力度叩刺，以局部皮肤发红或隐隐出血为度，再用酒精棉球擦净血迹。隔日 1 次，5 次为 1 个疗程。

第七节　神经性皮炎

【概述】

神经性皮炎是一种皮肤神经功能失调所致的肥厚性皮肤病，又称慢性单纯性苔藓，以皮肤革化和阵发性剧痒为特征。多见于青年和成年人，儿童一般不发病。夏季多发或季节性不明显。本病属中医学"顽癣""牛皮癣""摄领疮"等范畴。

【诊断标准】

（1）皮损如牛项之皮，顽硬且坚，抓之如枯木，瘙痒剧烈。

（2）好发于颈项部，其次发于眼睑、四肢伸侧及腰背、骶、髋等部位，呈对称分布，或呈线状排列。亦可泛发于全身。

（3）多见于情志不遂，夜寐欠安之成年人。病程较长。

（4）组织病理检查示表皮角化过度，棘层肥厚，表皮突延长，可伴有轻度海绵形成。真皮部毛细血管增生，血管周围有淋巴细胞浸润。或可见真皮成纤维细胞增生，呈纤维化。

【辨证分型】

（1）肝郁化火：皮损色红，心烦易怒，失眠多梦，眩晕，心悸，口苦咽干。舌边尖红，脉弦数。

（2）风湿蕴肤：皮损呈淡褐色片状，粗糙肥厚，剧痒时作，夜间尤甚。苔薄或白腻，脉濡而缓。

（3）血虚风燥：皮损灰白，抓如枯木，肥厚粗糙似牛皮，心悸怔忡，失眠健忘，女子月经不调。舌质淡，脉沉细。

【治疗】

处方 1：患处皮肤。

辨证分型：肝郁化火加肝俞、胆俞、行间；风湿蕴肤加脾俞、风门；血虚风燥加风门、血海。

操作：病灶局部常规消毒，以梅花针中度叩刺，至皮肤隐隐出血为度，再用闪火法拔罐，留罐5~10分钟，起罐后用消毒棉球擦干血迹。隔日1次，5次为1个疗程。

处方2： 背部膀胱经循行部位反应点（避开皮损、左右上下各一，共4穴）。

操作： 患者俯卧位，选取穴位后，局部常规消毒，左手捏起穴位处皮肤肌肉，右手持小号三棱针，快速刺入皮下，针尾下压，针尖挑起穴位处皮肤，加力挑断所选各穴局部皮肤纤维，操作时可听到"嘣嘣"之声。每周1次，7次为1个疗程。

第八节　脂溢性皮炎

【概述】

脂溢性皮炎，好发于皮脂腺分布较多的地方，如头皮、面部、胸部及皱褶部。发生于头皮部位，开始为轻度潮红斑片，上覆灰白色糠状鳞屑，伴轻度瘙痒，皮疹扩展，可见油腻性鳞屑性地图状斑片；严重者伴有渗出、厚痂、有臭味，可侵犯整个头部，头发可脱落、稀疏。面部损害多见于鼻翼、鼻唇沟和眉弓，有淡红色斑，覆以油腻性黄色鳞屑，常满面油光。胸部、肩胛部，初为小的红褐色毛囊丘疹伴油腻性鳞屑，以后渐成为中央具有细鳞屑、边缘有暗红色丘疹及较大的油腻性环状斑片。皱褶部多见于腋窝、乳房下、脐部和腹股沟等，为境界清楚的红斑、屑少、湿润，常伴有糜烂、渗出。多见于30~50岁，尤其是肥胖的中年人。本病慢性经过，易反复发作，常伴为毛囊炎、睑缘炎，面部常与痤疮、酒渣鼻、螨虫皮炎并发。属中医学"白屑风""油风""面游风"等病证范畴。

【诊断标准】

（1）皮损处多为淡红色或黄红色如钱币状斑片，上覆油腻性鳞屑或痂皮。干性皮脂溢出，多见干燥脱屑斑片。自觉瘙痒。

（2）好发于头面、鼻唇沟、耳后、腋窝、上胸部、肩胛部、脐窝及腹股沟等皮脂溢出部位。

（3）多有精神易兴奋，皮脂分泌异常或有偏食习惯。

【辨证分型】

（1）肺胃热盛：急性发病。皮损色红，并有渗出、糜烂、结痂，痒剧。伴心烦口渴，大便秘结。舌质红，苔黄，脉滑数。

（2）脾虚湿困：发病较缓。皮损淡红或黄，有灰白色鳞屑，伴有便溏。舌质淡红，苔白腻，脉滑。

（3）血虚风燥：皮肤干燥。有糠秕状鳞屑，瘙痒，头发干燥无光，常伴有脱发。舌质红，苔薄白，脉弦。

【治疗】

处方 1：阿是穴。

辨证分型：肺胃热盛加大椎、肺俞、胃俞；脾虚湿困加脾俞；血虚风燥加风门、血海。

操作：病变局部常规消毒，用梅花针叩刺，操作时以病灶中心为起点，按顺时针方向逐渐扩展，直至全部病灶部位叩刺至微微渗血，然后根据皮损的大小，选择不同型号的火罐，紧叩局部，留罐 5~10 分钟，以每罐拔出血量 2~3ml 为宜，起罐后用消毒棉球擦净血迹。隔日治疗 1 次，3 次为 1 个疗程。

处方 2：阿是穴、大椎。

辨证分型：肺胃热盛加大椎、肺俞、胃俞；脾虚湿困加脾俞；血虚风燥加风门、血海。

操作：局部常规消毒，每穴用三棱针点刺 2~3 下，然后用闪火法拔罐，待停止出血后即可起罐，再用酒精棉球擦净血迹。隔日治疗 1 次，3 次为 1 个疗程。

处方 3：耳尖、耳背静脉。

操作：先按摩双侧耳郭使其充血，常规消毒后，左手固定耳郭，右手持三棱针分别点刺耳尖和耳背静脉出血，再用双手挤压针孔，至血液颜色变淡为止，用消毒干棉球按压止血。双耳交替治疗，每周 1 次，4 次为 1 个疗程。

第九节　湿疹

【概述】

湿疹是一种常见的由多种内外因素引起的表皮及真皮浅层的炎症性皮肤病，一般认为与变态反应有一定关系。其临床表现具有对称性、渗出性、瘙痒性、多形性和复发性等特点，也是一种过敏性炎症性皮肤病。本病以皮疹多样性、对称分布、剧烈瘙痒反复发作、易演变成慢性为特征，可发生于任何年龄，任何部位，任何季节，但常在冬季复发或加剧，有渗出倾向；慢性病程，易反复发作。属中医学"湿疮"范畴。

【诊断标准】

急性湿疮

（1）皮损呈多形性，如潮红、丘疹、水疱、糜烂、渗出、痂皮、脱屑，常数种形态同时存在。

（2）起病急，自觉灼热，剧烈瘙痒。

（3）皮损常对称分布，以头、面、四肢远端、阴囊等处多见。可泛发全身。

（4）可发展成亚急性或慢性湿疮，时轻时重，反复不愈。

亚急性湿疮

皮损渗出较少，以丘疹、丘疱疹、结痂、鳞屑为主。有轻度糜烂面，颜色较暗红。亦可见轻度浸润，剧烈瘙痒。

慢性湿疮

多局限于某一部位，境界清楚，有明显的肥厚浸润，表面粗糙，或呈苔藓样变，颜色褐红或褐色，常伴有丘疱疹、痂皮、抓痕。倾向湿润变化，常反复发作，时轻时重，有阵发性瘙痒。

【辨证分型】

（1）湿热浸淫：发病急，皮损潮红灼热，瘙痒无休，渗液流汁。伴身热、心烦口渴，大便干，尿短赤。舌质红，苔薄白或黄，脉滑或数。

（2）脾虚湿蕴：发病较缓，皮损潮红，瘙痒，抓后糜烂渗出，可见鳞屑。伴有纳少，神疲，腹胀便溏。舌质淡胖，苔白或腻，脉弦缓。

（3）血虚风燥：病久，皮损色暗或色素沉着，剧痒，或皮损粗糙肥厚。伴口干不欲饮，纳差腹胀。舌淡，苔白，脉细弦。

【治疗】

处方1：湿疹部位。

辨证分型：湿热浸淫加曲池、阴陵泉；脾虚湿蕴加脾俞、足三里；血虚风燥加血海、风市。

操作：常规消毒后，皮损周围用三棱针点刺出血，根据皮损的范围大小，点刺 5~10 下，深度 1~3 分，后立即用闪火法拔罐，留罐 5~10 分钟。隔日治疗 1 次，5 次为 1 个疗程。

处方 2：阿是穴（湿疹部位）。

操作：湿疹皮损部位常规消毒，右手握住梅花针针柄的后部，使柄的末端贴在手的小鱼际部位，将食指伸直压在柄上，其他四指从两侧压住针柄，针头垂直对准叩刺部位，运用腕部弹力均匀地叩刺，以局部潮红或微微渗血为度，后用闪火法拔罐，停止出血后即可起罐，再用酒精棉球擦净。隔日治疗 1 次，5 次为 1 个疗程。

处方 3：阿是穴（湿疹部位）、大椎、肺俞、膈俞、脾俞。

辨证分型：湿热浸淫加曲池、阴陵泉；脾虚湿蕴加足三里；血虚风燥加血海、风市。

操作：常规消毒湿疹皮损部位，用三棱针从皮损中心逐渐向外围迅速点刺数下，至皮损最外边界，以微出血为度。肌肉丰厚处、较平坦部位在点刺后迅速拔上火罐；瘦削、骨骼、关节部位仅施以点刺手法。病变局部操作结束后，嘱患者取俯卧位，以三棱针点刺大椎及双侧肺俞、膈俞、脾俞，每穴点刺 2~3 下，以微出血为度，然后用闪火法拔罐，停止出血后即可起罐，再用酒精棉球擦净血迹。每周治疗 2 次。

第十节　皮肤瘙痒症

【概述】

皮肤瘙痒症是一种自觉瘙痒而临床上无原发损害的皮肤病。皮肤瘙痒症的病因尚不明了，多认为与某些疾病有关，如糖尿病、肝病、肾病等；同时还与一些外界因素刺激有关，如寒冷、温热、化纤织物等。皮肤瘙痒症有泛发性和局限性之分，泛发性皮肤瘙痒症患者最初皮肤瘙痒仅限局限于一处，进而逐渐扩展至身体大部或全身。皮肤瘙痒常为阵发性，尤以夜间为重，并且由于不断搔抓，常出现抓痕、血痂、色素沉着及苔藓样变化等继发损害。局限性皮肤瘙痒症发生于身体的某一部位，常见的有肛门瘙痒症、阴囊瘙痒症、女阴瘙痒症、头部瘙痒症等。

【诊断标准】

（1）主要症状：阵发性皮肤瘙痒，此起彼伏，程度不一。

（2）皮损特点：无原发损害，皮肤因搔抓而见抓痕、结痂、苔藓样变及色素沉着。

（3）情绪、饮食及外界刺激可诱发或加重病情。

【辨证分型】

（1）风热血热：皮肤瘙痒剧烈，遇热更甚，皮肤抓破后有血痂，伴心烦，口干，小便黄，大便干结。舌淡红，苔薄黄，脉浮数。

（2）湿热蕴结：瘙痒不止，抓破后汁水淋漓，伴口干口苦，胸胁闷胀，小便黄赤，大便秘结。舌红，苔黄腻，脉滑数。

（3）血虚风燥：皮肤干燥，抓破后血痕累累，伴头晕眼花，失眠多梦。舌红，苔薄，脉细数或弦数。

【治疗】

处方1：阿是穴（皮肤瘙痒处）。

辨证分型：风热血热加曲池、风门；湿热蕴结加阴陵泉；血虚风燥加血海、风市。

操作：常规消毒瘙痒处皮肤，用梅花针叩刺，手法不轻不重，均匀用力，以叩至皮肤潮红为度，叩刺处可配合拔火罐5~10分钟。

处方2：耳尖、耳背静脉。

操作：先用手轻轻揉搓使耳郭充血，局部常规消毒后，用三棱针点刺耳尖及（或）耳背静脉明显处出血，再用手挤压出血，待挤出之血颜色变淡时，用消毒干棉球按压针孔止血。隔日1次，10次为1个疗程。

处方3：大椎、风门、肺俞、膈俞。

辨证分型：风热血热加曲池；湿热蕴结加阴陵泉；血虚风燥加血海、风市。

操作：以上穴位除大椎外均双侧取穴，每次取3~4个。局部皮肤常规消毒后，每穴用三棱针点刺3~5下，再用闪火法拔火罐，留罐5~10分钟。隔日1次，10次为1个疗程。

第十一节　丹毒

【概述】

丹毒是皮肤及其网状淋巴管的急性炎症。其临床表现为起病急,局部出现界限清楚之片状红疹,颜色鲜红,并稍隆起,压之褪色,皮肤表面紧张炽热,迅速向四周蔓延,有烧灼样痛,伴高热畏寒及头痛等。本病好发于颜面和小腿部,其中发于头面者称"抱头火丹",发于腿胫者称"流火",游走全身者称"赤游丹"。

【诊断标准】

（1）多数发生于下肢,其次为头面部。新生儿丹毒,常为游走性。

（2）局部红赤灼热,如涂丹之状,肿胀疼痛,红斑边缘微翘起,与正常皮肤有明显分界,红斑上有时可出现水疱、紫斑,偶有化脓或皮肤坏死。病变附近有臀核肿痛。

（3）初期即有恶寒,发热,头痛,周身不适等症状。

（4）可有皮肤黏膜破损或脚癣等病史。

（5）血白细胞总数及中性粒细胞明显增高。

【辨证分型】

（1）风热毒蕴:发于头面部,恶寒发热,皮肤焮红灼热,肿胀疼痛,甚则发生水疮,眼胞肿胀难睁。舌质红,苔薄黄,脉浮数。

（2）湿热毒蕴:发于下肢。除发热等症状外,局部以红赤肿胀,灼热疼痛为主,亦可发生水疱、紫斑,甚至结毒化脓或皮肤坏死。苔黄腻,脉洪数。反复发作,可形成"大脚疯"(象皮腿)。

（3）胎火蕴毒:发于新生儿。多见于臀部,局部红肿灼热,可呈游走性,并有壮热烦躁。

【治疗】

处方1:阿是穴。

辨证分型:风热毒蕴加大椎、风门;湿热毒蕴加大椎、曲池、阴陵泉;胎火蕴毒加大椎。

操作:局部皮肤常规消毒后,用已消毒的梅花针在患处作轻快的雀啄样叩刺，强度以患者能耐受为度，以红肿痒痛较重部位为叩刺重点，叩至患部轻微渗血，然后用闪火法拔罐，待瘀血流尽即可起罐，再用酒精棉球擦净血迹。隔日治疗1次，5次为1疗程。

处方2：阿是穴。

操作：先于患处寻找暗紫色充盈怒张的小血脉，或者周围皮下呈现暗紫色皮肤，常规消毒后，用三棱针快速点刺3~4下，然后用闪火法拔罐，待瘀血流尽后即可起罐，再用酒精棉球擦净血迹。隔日治疗1次，5次为1疗程。

处方3：四缝。

操作：嘱患者取正坐位，病在左侧刺左手，病在右侧刺右手，病在中间刺双手。病情较轻时只需点刺中指一穴。局部常规消毒后，用

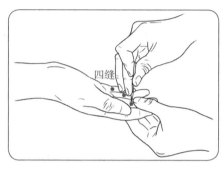

图 3-3 三棱针点刺四缝

三棱针速刺四缝，挤出少量黏液（有时夹有血滴）（如图3-3）。隔日1次，点刺4次无效者，改用其他方法治疗。

第十二节 白癜风

【概述】

白癜风是一种后天性黑色素脱失性皮肤病。在临床上表现为大小不等、形态不一的色素脱失斑，数目不定，边缘清楚，有的白斑外围正常皮肤处色素增加，在医学上称为周边色素加涂现象。白斑上的毛发可变白，也可不变。白斑可发生于全身任何部位，但以面部、颈部、手背等暴露部位及外生殖器等皱褶处皮肤多见。多数为限局性，孤立存在，也可呈对称分布，或沿神经呈带状分布，还可以泛发全身，只剩少数正常皮肤。本病好发于各年龄组，但20岁前发病占多数。发病原因目前仍不清楚，可能与遗传、自身免疫、黑素细胞自身破坏和神经化学因素等有关。属中医学"白驳风""斑白"范畴。

【诊断标准】

（1）皮损颜色变白，或斑或点，形状不一，无痛痒。

（2）可发生在身体各处，以四肢、头面多见。

（3）多见于情志内伤青年。

（4）组织病理检查示表皮明显缺少黑素细胞及黑素颗粒。基底层往往完全缺乏多巴染色阳性的黑素细胞。

【辨证分型】

（1）气滞血瘀：皮肤白斑，或有气郁不舒及心烦不安。舌淡或有瘀斑，苔薄白，脉缓。

（2）肝肾阴虚：白斑，伴倦怠乏力，腰膝酸软，或五心烦热。舌质红，苔少，脉沉细。

【治疗】

处方1：阿是穴。

辨证分型：气滞血瘀加肝俞、膈俞；肝肾阴虚加肾俞、太溪。

操作：常规消毒患处皮肤，用消毒梅花针从患部边缘向中心叩刺，叩刺力度以患者能够耐受为度，叩至皮肤潮红隐隐出血为度，最后用酒精棉球擦净血迹。隔日治疗1次，10次为1个疗程，未愈者间隔3~5日再行第2疗程治疗，直至痊愈。

处方2：背腰骶部的督脉和膀胱经。

操作：常规消毒，用梅花针以中度刺激手法循经叩刺背腰骶部的督脉和膀胱经，以皮肤潮红为度（如图3-4），再用闪火法拔罐，留罐5~10分钟。隔日治疗1次，10次为1个疗程。

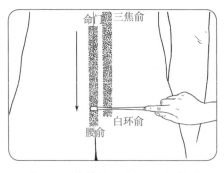

图3-4　梅花针叩刺腰骶部督脉和膀胱经

第十三节　斑秃

【概述】

斑秃是一种骤然发生的局限性斑片状脱发性毛发病。其病变处头皮正常，无炎症及自觉症状。本病病程经过缓慢，可自行缓解和复发。若整个头皮毛发全部脱落，称全秃；若全身所有毛发均脱落者，称普秃。该病与免疫力失调、压力突然加大有一定关系。中医学称为"头风"，俗称"鬼剃头"。

【诊断标准】

（1）突然或短期内头发片状脱落，单发或多发，甚至头发全部脱落（全秃）；或眉毛、腋毛、阴毛、胡须及毳毛脱落（普秃）。

（2）脱毛区皮色正常，无明显炎症反应。

（3）脱毛区皮肤未见萎缩及瘢痕。

【辨证分型】

（1）血虚风燥：头发成片脱落，脱发时间较短，伴有不同程度的痒感，头昏，失眠，舌苔薄白，脉细弱。

（2）气滞血瘀：头发成片脱落，起病突然，病程较长或伴有头痛，胸胁疼痛，心烦易怒，舌色暗红或舌有瘀斑，脉沉等。

（3）肝肾不足：病程较长，多伴有头晕、失眠、耳鸣、目眩、腰膝酸软，舌淡苔薄，脉细。

（4）气血两虚：病程长久，兼见头晕眼花，疲倦乏力，心悸失眠，饮食不振，自汗，舌淡苔白，脉细或脉虚无力。

【治疗】

处方 1：斑秃局部。

辨证分型：血虚风燥加血海、风门；气滞血瘀加肝俞、膈俞；肝肾不足加肾俞；气血两虚加足三里、气海。

操作：常规消毒，用梅花针从脱发区边缘开始，作圆形呈螺旋状向中心区叩刺，弹刺时利用手腕部灵巧弹力，当针尖与皮肤表面呈垂直接触时立即弹起。手法适中均匀，叩至皮肤发红或出现散在出血点为度，将血迹擦干净，再用鲜生姜片擦。每 3 天治疗 1 次，10 次为 1 个疗程，疗程间隔3~5 天。

处方 2：主穴为斑秃局部，配穴为百会、风池（双侧）。

辨证分型：血虚风燥加血海、风门；气滞血瘀加肝俞、膈俞；肝肾不足加肾俞；气血两虚加足三里、气海。

操作：局部皮肤常规消毒后，先用七星针从脱发边缘处，由外周渐至中心作环状重手法密集弹刺，百会、风池亦行弹刺，均至微渗血为度，然后用艾条行局部温灸，每处 3~5 分钟，行环状灸或雀啄灸，至皮肤红晕为止。当局部已有稀疏新发生长时，改用轻叩法。每日1次，7次为1个疗程，疗程之间休息 3~4 天。

第四章
刺血疗法治疗外科疾病

第一节　急性乳腺炎

【概述】

急性乳腺炎是由细菌感染所致的急性乳房炎症，常在短期内形成脓肿，多是金黄色葡萄球菌或链球菌沿淋巴管入侵所致。多见于产后 2~6 周哺乳妇女，尤其是初产妇。致病菌一般从乳头破口或皲裂处侵入，也可直接侵入引起感染。一般来讲，急性乳腺炎病程较短，预后良好，但若治疗不当，也会使病程迁延，甚至可并发全身性化脓性感染。属中医学"乳痈"范畴。

【诊断标准】

（1）初起乳房内有疼痛性肿块，皮肤不红或微红，排乳不畅，可有乳头破裂糜烂。化脓时乳房肿痛加重，肿块变软，有应指感，溃破或切开引流后，肿痛减轻。如脓液流出不畅，肿痛不消，可有"传囊"之变。溃后不收口，渗流乳汁或脓液，可形成乳漏。

（2）多有恶寒发热，头痛，周身不适等症。

（3）患侧腋下可有臖核肿大疼痛。

（4）患者多数为哺乳妇女，尤以未满月的初产妇为多见。

（5）血白细胞总数及中性粒细胞增高。

【辨证分型】

（1）气滞热壅：乳汁淤积结块，皮色不变或微红，肿胀疼痛。伴有恶寒发热，头痛，周身酸楚，口渴，便秘。苔黄，脉数。

（2）热毒炽盛：壮热，乳房肿痛，皮肤焮红灼热，肿块变软，有应指感。或切开排脓后引流不畅，红肿热痛不消，有"传囊"现象。舌质红，苔黄腻，脉洪数。

（3）正虚毒恋：溃脓后乳房肿痛虽轻，但疮口脓水不断，脓汁清稀，愈合缓慢或形成乳漏。全身乏力，面色少华，或低热不退，饮食减少。舌质淡，苔薄，脉弱无力。

【治疗】

处方 1：少泽。

操作：取同侧或双侧少泽，在其上下用左手拇食指向针刺处推按，使血液积聚于针刺部位，常规消毒后，左手夹紧少泽穴处，右手持消毒三棱针快速刺入 1~2 分深（如图 4-1）。随后迅速退出，轻挤针孔周围，使出血 3~5 滴，然后用消毒干棉球按压针孔止血。

处方 2：主穴为至阳，配穴为肩井、少泽、大椎。

辨证分型：气滞热壅加肝俞、期门、太冲；热毒炽盛加曲池、胃俞。

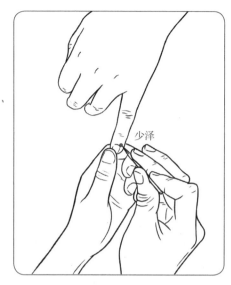

图 4-1　三棱针点刺少泽

操作：至阳穴用三棱针点刺放血 5~10 滴，肩井穴用 1.5 寸毫针沿皮刺向肩峰，少泽、大椎均用毫针泻法。乳痈初起，脓尚未成者，只取至阳穴点刺放血，一般 13 天即可痊愈。病情较重者加刺肩井，排乳不畅者加刺少泽，发热恶寒较甚者加刺大椎。

处方 3：膏肓（患侧）、膏肓上下两横指处（患侧）。

操作：以患侧膏肓为中心，再取其上下各两横指处（约 1.5 寸），共三点。根据病变部位选择挑刺点，部位在乳上者，取上中两点；部位在乳中者，取上中下三点；部位在乳下者，取中下两点；双侧病变者取双侧穴位。

患者俯坐位，暴露背部，医生根据病变部位选定挑刺点后，常规消毒皮肤，医者左手拇食中三指用力将皮肤提起，右手持三棱针快速刺入皮下约 1cm，慢慢摇动针尾数下后拔出。此时可有暗红色血液自动流出，医者用双手对挤挑刺点周围皮肤，直至挤出的血液变为鲜红或挤尽鲜血为度，然后在挑刺点贴上无菌敷料（如图 4-2）。

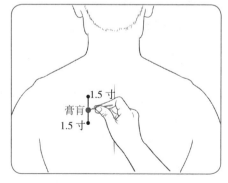

图 4-2　三棱针点刺膏肓等穴

第二节　急性淋巴管炎

【概述】

急性淋巴管炎系致病菌从破损的皮肤或感染灶蔓延至邻近淋巴管内，所引起的淋巴管及其周围组织的急性炎症，通常由化脓性链球菌引起。其临床表现为多发于四肢，浅层淋巴管炎在伤口近侧出现一条或多条红线，硬而有压痛，并伴发热、恶寒、乏力等。属中医学"红丝疔"范畴。

【诊断标准】

（1）红丝显露先从手、前臂或足、小腿部开始，可延伸至肘、腋或膝、股缝处，同时有臀核肿痛。病变深者，皮肤微红或不见红丝，但可触及条索状肿胀和压痛。

（2）一般有恶寒、发热、头痛、脉数等症状。

（3）四肢远端有化脓性病灶或创伤史。

（4）血白细胞总数及中性粒细胞增高。

【辨证分型】

（1）火毒入络：患肢红丝较细，全身症状较轻。

（2）火毒入营：患肢红丝粗肿明显，迅速向近端蔓延。全身寒战高热，烦躁，头痛，口渴。苔黄腻，脉洪数。

【治疗】

处方 1：红丝走行路径。

适应证型：适用于火毒入络型淋巴炎。

操作：暴露红丝疔，沿红线常规消毒，在红线头部用三棱针点刺 3 针出血，然后从红线头部向下，每隔 1 寸，点刺 1 针出血至尾部终止，再沿红丝走行路径拔罐，留罐 5 分钟，起罐后擦净血迹。

处方 2：主穴为红肿部位边缘，高热者配十二井穴、大椎。

适应证型：适用于火毒入营型淋巴炎。

操作：局部常规消毒后，用三棱针快速点刺阿是穴 3~5 下，刺入深度 2~3 毫米，然后用闪火法拔罐，待罐内出血停止即可起罐，再用酒精棉球擦净血迹。大椎穴用三棱针点刺出血后，加拔火罐 5 分钟；十二井穴每次选取 1~2 个穴，使每穴挤压出血 3~5 滴即可。

处方 3：红丝疔头部、尾部。

操作：常规消毒，用三棱针从红丝疔的两端点刺出血后，在红丝疔的远心端点刺处放上独头蒜片（约 5mm 厚），蒜片上用艾灸，灸后不久即可见红丝渐渐向近心端回缩，待红丝不再回缩即停止治疗，如不愈者，次日可用上法再灸，一般 2~3 次即愈。

第三节　流行性腮腺炎

【概述】

流行性腮腺炎简称流腮，俗称"猪头疯"，是春季常见，也是儿童和青少年中常见的呼吸道传染病，亦可见于成人。它是由腮腺炎病毒侵犯腮腺引起的急性呼吸道传染病，并可侵犯各种腺组织、神经系统及肝、肾、心脏、关节等。患者是传染源，飞沫的吸入是主要传播途径，接触患者后 2~3 周发病。腮腺炎主要表现为一侧或两侧耳垂下肿大，肿大的腮腺常呈半球形，以耳垂为中心，边缘不清，表面发热有疼痛，张口或咀嚼时局部感到疼痛。属中医学"痄腮"范畴。

【诊断标准】

（1）起病时可有发热，1~2 天后可见以耳垂为中心漫肿，边缘不清，皮色不红，压之有痛感及弹性感，通常先见于一侧，然后见于另一侧。

（2）腮腺管口或可见红肿。腮腺肿胀持续 4~5 天开始消退，整个病程为 1~2 周。

（3）病前有流行性腮腺炎接触史。

（4）血白细胞总数可正常，也可稍有增高或降低，淋巴细胞可相对增高。

（5）并发脑膜炎或脑炎者，脑脊液压力增高，细胞数增加，以淋巴细胞为主，氯化物、糖正常，蛋白轻度增高。

（6）尿和血淀粉酶可增高。

【辨证分型】

（1）温毒袭表：发热轻，一侧或两侧耳下腮部肿大，压之疼痛有弹性

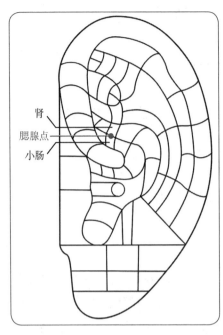

肾
腮腺点
小肠

图 4-3 （耳穴）腮腺点

感。舌尖红，苔薄白，脉浮数。

（2）热毒蕴结：壮热，头痛，烦躁，腮部漫肿，疼痛拒按。舌红苔黄，脉数有力。

（3）毒陷心肝：腮部肿胀，高热不退，嗜睡，颈强，呕吐，甚则昏迷、抽搐。舌质红绛，苔黄糙，脉洪数。

（4）邪窜肝经：腮部肿胀，发热；男性睾丸肿痛，女性少腹痛。舌质偏红，苔黄，脉弦数。

【治疗】

处方 1：阿是穴（腮腺肿大处）、耳尖、（耳穴）腮腺点。

操作：常规消毒后，用三棱针点刺腮腺肿点，使脓血流净；耳尖点刺后挤出血 1ml；（耳穴）腮腺点（即肾与小肠连线中点）点刺后挤出血 2~3 滴（如图 4-3）。隔日放血 1 次，中病即止。

处方 2：主穴为角孙、耳尖、少商

辨证分型：温毒袭表加大椎、风门、曲池；热毒蕴结加大椎、曲池、委中；毒陷心肝加心俞、肝俞；发热加曲池；并发睾丸炎者加曲泉、三阴交、太冲。

操作：局部常规消毒，主穴用三棱针点刺法，使每穴出血 3~5 滴。配穴用毫针泻法。一般取病变部位同侧的穴位放血，如病变部位在两侧，则两侧同时放血治疗。

处方 3：耳背静脉。

操作：轻揉患者患侧耳郭使其充血，局部常规消毒后用三棱针点刺怒张最明显的静脉 2~3 下，然后挤压出血，待血色变淡时，用消毒干棉球按压止血。

第四节　血栓闭塞性脉管炎

【概述】

血栓闭塞性脉管炎是发生于中小动脉（同时累及静脉和神经）的慢性、进行性、节段性炎症血管损害；病变累及血管全层，导致管腔狭窄、闭塞。又称伯格氏病。多发生于青壮年男性，多有重度嗜烟史。典型的临床表现为间歇性跛行、休息痛及游走性血栓性静脉炎。该病主要侵犯肢体，尤其是下肢的中、小动脉及其伴行的静脉和皮肤浅静脉，受累血管呈现血管壁全层的非化脓性炎症，管腔内有血栓形成，管腔呈现进行性狭窄以至完全闭塞，引起肢体缺血而产生疼痛，严重者肢端可发生不易愈合的溃疡及坏疽。病因至今尚不清楚。中医称之为"脱疽""脱骨疽"等。

【诊断标准】

（1）多发于下肢一侧或两侧。患者可有受冻、受潮湿、长期大量吸烟、外伤等病史。

（2）如发生在下肢时，初起脚趾冷痛，小腿酸麻胀痛，行走多时加重，休息时减轻；呈间歇性跛行，趺阳脉减弱，小腿可有游走性青蛇毒（静脉炎）。继之疼痛呈持续性，肢端皮肤发凉，下垂时则皮肤暗红、青紫，皮肤干燥，毫毛脱落，趾甲变形增厚，肌肉萎缩，趺阳脉消失。进而发生干性坏死，疼痛剧烈，彻夜不眠，抱膝而坐。溃烂染毒时，出现湿性坏死，肢端红肿热痛，全身发热。

（3）患者大多为 20~40 岁男性。

（4）超声多普勒血流图、甲皱微循环、动脉造影、X 线胸部摄片、血脂、血糖等检查，除帮助诊断外，尚可了解血管闭塞部位及程度。

【辨证分型】

（1）寒湿阻络：患趾（指）喜暖怕冷，肤色苍白冰凉，麻木疼痛，遇冷痛剧。步履不利，多走则疼痛加剧、小腿酸胀，稍歇则痛缓（间歇性跛行）。舌苔白腻，脉沉细，趺阳脉减弱或消失。

（2）血脉瘀阻：患趾（指）酸胀疼痛加重，步履沉重乏力，活动艰难。患趾（指）肤色由苍白转为暗红，下垂时更甚，抬高则见苍白。小腿可有游走性红斑、结节或硬索，疼痛持续加重，彻夜不能入寐。舌质暗红或有瘀斑，苔白，脉弦或涩。趺阳脉消失。

（3）热毒伤阴：皮肤干燥，毫毛脱落，趾（指）甲增厚变形，肌肉萎缩，趾（指）多呈干性坏疽。舌红，苔黄，脉弦细数。

（4）湿热毒盛：患肢剧痛，日轻夜重，喜凉怕热。局部皮色紫暗，肿胀，渐变紫黑；浸润蔓延，溃破腐烂，气秽，创面肉色不鲜，甚则五趾相传，波及足背，或伴有发热等症。舌红，苔黄腻，脉弦数。

（5）气血两虚：面容憔悴，萎黄消瘦，神情倦怠。坏死组织脱落后疮面久不愈合，肉芽暗红或淡红而不鲜。舌质淡胖，脉细无力。

【治疗】

处方 1：气端、阿是穴。

辨证分型：寒湿阻络加命门、阴陵泉；血脉瘀阻加血海、膈俞；湿热毒盛加阴陵泉、曲池、脾俞。

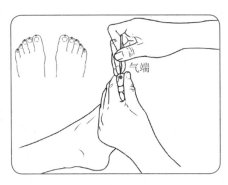

图 4-4　三棱针点刺气端穴

操作：气端乃治疗本病之经验穴。其定位于两足十趾尖端，距趾甲 1 分处，共 10 穴（如图 4-4）。常规消毒后以三棱针快速点刺穴位（每次选 3~4 个穴），挤出血液数滴后用消毒干棉球按压止血。阿是穴刺法：用三棱针常规消毒后以散刺法，速刺不留针。刺足趾时深度 1 分左右。刺下肢时则视其肌肉丰满程度而定，为 3 分 ~1 寸。若有紫黑色血液外流，务使瘀血流尽，再用酒精棉球擦净污血。

处方 2：阿是穴（患肢局部静脉血管较明显处）、委中。

辨证分型：寒湿阻络加命门、阴陵泉；血脉瘀阻加血海、膈俞；湿热毒盛加阴陵泉、曲池、脾俞。

操作：阿是穴每次取 2~3 处，局部常规消毒后，用三棱针刺入患肢局部较明显的小静脉，使其自然出血，能拔火罐的部位待自然出血停止后再拔罐。再嘱患者手扶桌案，足跟着地，用力挺直膝关节，使血络显露。对准委中部瘀血明显的静脉迅速刺入 1~2 分，随即迅速退出。待血色由黑紫转为鲜红时，用消毒干棉球按压止血。每周治疗 2 次，5 次为 1 疗程。

第五节　股外侧皮神经炎

【概述】

股外侧皮神经炎又名"感觉异常性股痛"，是由于股外侧皮神经受损引起的大腿外侧皮肤感觉异常及疼痛的综合征，该病以中年男性为多见。属中医学"皮痹"范畴。

【诊断标准】

（1）多为单侧发病，起病可急可缓，病程长久而缓慢，主要症状有大腿前外侧持续性蚁行感及麻木、僵硬、刺痒、烧灼或压迫感等。

（2）疼痛可有可无，可轻可重，轻者阵发出现，重者疼痛呈持续性，长期行走或劳累后该区呈现明显的刺痒或烧灼样疼痛。部分患者休息后多能很快缓解。

（3）在髂前上棘内侧或其下方触及条索状物，压痛明显且向大腿外侧放射。

（4）皮肤感觉障碍，包括触痛及温觉迟钝或感觉过敏等。

（5）X线检查：为进一步查明原因，应根据具体情况拍摄腰椎及骨盆X线片。

【辨证分型】

（1）气血虚弱：主要表现为肌肤麻木不仁，活动后加重，休息后可暂缓解。局部皮肤发凉，喜温近暖，时有蚁行感或刺痛感。舌淡苔白，脉细无力。

（2）瘀血阻滞：主要表现为肌肤麻木不仁，多继发于有外力挤压的部位，痛处不移，入夜尤甚。严重时针之不觉痛，触之不知痒。舌红有瘀点、瘀斑，脉滞涩。

（3）痰湿阻滞：主要表现为肌肤麻木不仁，伴有邻近关节疼痛，手足沉重。以手击之可暂缓疼痛。舌红苔白腻，脉濡缓。

【治疗】

处方1：阿是穴（股外侧皮神经分布区）。

辨证分型：气血虚弱加脾俞、足三里；瘀血阻滞加膈俞、血海；痰湿阻滞加丰隆、阴陵泉、脾俞。

操作：患者侧卧位，暴露患部皮肤，确定感觉异常的部位，常规消毒后，用梅花针按经脉循行方向由上而下在病变区域叩刺5~8遍，轻症以皮肤潮红为度，重症以局部出血为度。叩刺完后，可在病灶区拔罐5~10分钟，起罐后用消毒棉球擦净血迹。隔日1次，直至治愈，如局部发凉者可加艾灸。

处方2：腰1~腰5夹脊穴、阿是穴。

操作：常规消毒，先在双侧腰1~腰5夹脊穴处用梅花针均匀地自上而

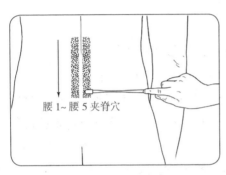

图4-5　梅花针叩刺腰部夹脊穴

下反复密集叩刺3~4次（如图4-5），然后再叩刺大腿前外侧感觉异常区，中度手法，速度均匀、施力轻巧，以患处皮肤潮红或呈现散在性出血点为度。然后用艾灸，取艾条2根点燃，在表皮颜色最深或瘀血斑处施灸15~20分钟。隔日1次，5次为1个疗程，未痊愈者休息3天，继续下一疗程治疗。

第六节　下肢静脉曲张

【概述】

下肢静脉曲张是指下肢表浅静脉曲张交错结聚成团块状的病变，常见于小腿，表现为静脉明显扩张，隆起弯曲，状如蚯蚓聚结，表面呈青蓝色，质地柔软或因发炎后变成硬结。可由过度劳累、耗伤气血、中气下陷、筋脉松弛薄弱，或经久站立工作、经常负重及妊娠等因素引起，致使筋脉扩张充盈、交错盘曲而成；或因劳累之后，血脉充盈，再涉水淋雨，寒湿侵袭。患者常感下肢沉重、紧张，容易疲倦，小腿有隐痛，踝部和足部往往有水肿出现，站立或午后加重；若患肢抬高则曲张可立刻减轻。晚期常可并发下肢慢性溃疡、慢性湿疹、曲张结节破裂或血栓性静脉炎。属中医学"筋瘤"范畴。

【诊断标准】

患肢发胀，沉重感，易乏力疲劳。小腿静脉隆起弯曲，甚或成团块，足踝轻度水肿，小腿下部及踝部皮肤萎缩、色素沉着，可有慢性溃疡。若要明确下肢浅静脉、交通静脉及深静脉的瓣膜功能以及回流是否通畅，尚需作以下检查：

（1）大隐静脉瓣膜功能试验：患者平卧，患肢抬高，使静脉血排空，在大腿根部扎止血带以压迫大隐静脉。然后让患者站立，即刻放松止血带，若大隐静脉自上向下迅速充盈，表示大隐静脉瓣膜功能不全。若患者站立后不放松止血带，在30秒内出现静脉充盈，表示有交通静脉瓣膜关闭不全。同样原理，也可在腘窝上扎止血带，以检查小隐静脉瓣膜的功能。

（2）深静脉通畅试验：患者站立，患肢大腿根部扎止血带，先从足前端开始向上缠第一条弹力绷带至腘窝，再从止血带下方向下缠第二条弹力绷带，让患者站立，一边向下解开第一条绷带，一边向下缠第二条绷带，如果在两条绷带之间出现曲张静脉，表明该处有功能不全的交通静脉。

（3）交通静脉瓣膜功能试验：抬高患肢，在大腿根部扎止血带，从足趾向腘窝缚缠第一根弹力绷带，再自止血带向下缚缠第二根弹力绷带。让患者站立，一边向下解开第一根弹力绷带，一边向下继续缚第二根弹力绷带。若在两根绷带之间的间隙内出现曲张静脉，则表示交通静脉功能不全。

（4）多普勒超声检查：为无创性检查，可以确定大小隐静脉及深静脉的瓣膜功能及通畅程度，并可了解功能不全的交通静脉的位置。

（5）一般单纯性下肢静脉曲张不需做静脉造影，若疑有深静脉及交通静脉病变，可作上行或下行静脉造影。

【治疗】

处方：阿是穴。

操作：在患肢找1~2处隆起怒张之静脉，常规消毒后用三棱针对准静脉曲张部位，点刺放血，速刺疾出，即有紫黑色的血液顺针流出，可用棉球轻轻压迫针孔周围血管，以防局部皮下瘀血。待血尽或颜色变红用消毒干棉球按压针孔。

第七节　痔疮

【概述】

痔疮是一种常见的肛门疾患。是直肠末端黏膜下和肛管皮下的静脉丛，因各种原因发生扩大曲张而形成的柔软静脉团，或因肛管皮下血栓形成及其因炎症刺激所增生的结缔组织而成。男女均可发生，多见于成年人。痔疮多见于青年、壮年，与久坐、过劳、嗜酒辛辣、久痢、长期便秘、妊娠等有关。根据部位不同，又可分为内痔，外痔，混合痔三种。内痔最多见。

【诊断标准】

内痔

（1）便血，色鲜红，或无症状。肛门镜检查：齿线上方黏膜隆起，表面色淡红。多见于Ⅰ期内痔。

（2）便血，色鲜红，伴有肿物脱出肛外，便后可自行复位。肛门镜检查：齿线上方黏膜隆起，表面色暗红。多见于Ⅱ期内痔。

（3）排便或增加腹压时，肛内肿物脱出，不能自行复位，需休息后或手法复位，甚者可发生嵌顿，伴有剧烈疼痛，便血少见或无。肛门镜检查：齿线上方有黏膜隆起，表面多有纤维化。多见于Ⅲ期内痔。

外痔

（1）肛缘皮肤损伤或感染，呈红肿或破溃成脓，疼痛明显。多见于炎性外痔。

（2）肛缘皮下突发青紫色肿块，局部皮肤水肿，肿块初起尚软，疼痛剧烈，渐变硬，可活动，触痛明显。多见于血栓性外痔。

（3）排便时或久蹲，肛缘皮有柔软青紫色团块隆起（静脉曲张团），可伴有坠胀感，团块按压后可消失。多见于静脉曲张性外痔。

混合痔

（1）便血及肛门部肿物，可有肛门坠胀、异物感或疼痛。

（2）可伴有局部分泌物或瘙痒。

（3）肛管齿状线上下同一方位出现肿物（齿线下亦可为赘皮）。

【辨证分型】

内痔

（1）风伤肠络：大便带血、滴血或喷射状出血，血色鲜红，或有肛门瘙痒。舌红，苔薄白或薄黄，脉浮数。

（2）湿热下注：便血色鲜，量较多，肛内肿物外脱，可自行回缩，肛门灼热。舌红，苔黄腻，脉滑数。

（3）气滞血瘀：肛内肿物脱出，甚或嵌顿，肛管紧缩，坠胀疼痛。甚则肛缘有血栓，水肿，触痛明显。舌质暗红，苔白或黄，脉弦细涩。

（4）脾虚气陷：肛门坠胀，肛内肿物外脱，需手法复位。便血色鲜或淡，可出现贫血，面色少华，头昏神疲，少气懒言，纳少便溏。舌淡胖，边有齿痕，舌苔薄白，脉弱。

外痔

（1）气滞血瘀：肛缘肿物突起，排便时可增大，有异物感，可有胀痛或坠痛，局部可触及硬性结节。舌紫，苔淡黄，脉弦涩。

（2）湿热下注：肛缘肿物隆起，灼热疼痛或有滋水，便干或溏。舌红，苔黄腻，脉滑数。

（3）脾虚气陷：肛缘肿物隆起，肛门坠胀，似有便意，神疲乏力，纳少便溏。舌淡胖，苔薄白，脉细无力。多见于经产妇、老弱体虚者。

【治疗】

处方1：龈交（在上嘴唇内侧或上龈交界处，可有一米粒大的疙瘩）。

辨证分型：风伤肠络加大肠俞、风市；湿热下注加脾俞、阴陵泉；气滞血瘀加膈俞、血海。

操作：患者仰卧，常规消毒后，

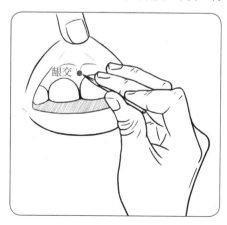

图 4-6 三棱针点刺龈交

用三棱针或注射针挑破硬肿粒（如图4-6），挤出肿粒中的白色分泌物并挤压出血2~3滴。此法为土单验方，凡上唇有米粒大疙瘩者，屡试屡验。

处方2：痔点。

辨证分型：风伤肠络加大肠俞、风市；湿热下注加脾俞、阴陵泉；气滞血瘀加膈俞、血海。

操作：患者俯卧位，充分暴露腰背部，在自然光线下寻找痔点，痔点为丘疹样稍突起皮肤，针帽大小，略带色素，压之不褪色。如痔点不明显者，选取腰骶部的穴位、大肠俞、关元俞或腰下部夹脊穴，每次挑治2~3个穴（点）。选择好治疗穴（点）后，局部常规消毒，用三棱针挑破表皮，然后由浅向深逐层地、尽量多地挑断皮下白色的筋膜纤维，然后在挑刺口上拔火罐，待停止出血后即可起罐，再用消毒棉球擦净血迹，挑口处敷上无菌敷料。休息10~20分钟，无不适，即可离开，每周1次，3次为1个疗程。本方法可以治疗各种痔疮，尤其对内痔出血的患者效果更佳。

第八节　虫蛇咬伤

【概述】

虫蛇咬伤可以分为两大部分：一是毒蛇咬伤；二是诸虫咬伤。毒蛇咬伤是被有毒之蛇咬伤，毒液侵入伤口，气血受伤，内攻脏腑而发生的危急重症。因毒性不同而表现多种全身中毒症状。毒蛇咬伤的部位大多在足部、小腿或手部；有时从树林中穿过，蛇从树上袭来，则可能被咬伤头面部。诸虫咬伤是指诸虫螫咬伤，包括蜂、蜈蚣、蜘蛛、蝎等通过其刺及毒毛刺螫或口器刺吮人体皮肤、毒液入里而发病，轻者仅表现为局部的中毒症状，严重的可出现全身性的中毒反应。因此，从严格意义上而言，诸虫螫咬伤也是一种中毒性疾患，轻者尚无虞，重者可致死。蜂螫伤常见于颜面、手背等暴露部位；蜈蚣、蜘蛛、蝎咬（螫）伤常见于手脚等暴露部位。

【诊断标准】

毒蛇咬伤：

（1）有毒蛇咬伤史。

（2）被咬部位疼痛，或局部麻木、伤肢肿胀，2~3天后最为严重。

（3）咬伤处有牙痕，典型病例有两点大而深的牙痕，其周围可出现血疱、水疱、瘀斑。

（4）可有发热，头昏，嗜睡，复视。严重者出现视觉、听觉障碍，神情淡漠或神志昏蒙，声音嘶哑，吞咽困难，流涎，瞳孔散大，或皮下、内脏出血。

【辨证分型】

（1）风毒（神经毒）：一般局部不红、不肿、不出血，疼痛轻微，感觉麻木，眼睑下垂，复视，表情肌麻痹，张口困难，言语不清，口角流涎，呼吸急促。脉沉伏迟弱。

（2）火毒（血循毒）：伤口疼痛剧烈，出血，皮肤有血疱瘀斑，伤肢水肿明显。内脏、五官出血，发热，少尿或无尿，心悸头晕。脉象细数或结代。

（3）风火毒（混合证）：同时具有以上两种症状。

【治疗】

处方：阿是穴（虫蛇咬伤处）。

操作：选择虫蛇咬伤最明显处，常规消毒后，迅速用三棱针点刺局部数下至点状出血，然后立即用拔火罐吸于咬伤局部，留罐5~10分钟，起罐后用生理盐水或1∶500高锰酸钾溶液冲洗伤口，如伤口在指（趾）上，无法进行拔罐时，可用三棱针点刺八邪或八风穴挤压放血。每日2次，3日为1疗程。本法适用于治疗虫蛇咬伤早期无全身症状或全身症状较轻者。

第五章

刺血疗法治疗骨科疾病

第一节　落枕

【概述】

落枕是指急性单纯性颈项强痛，运动受到限制的疾病，系颈部伤筋。其基础是因睡眠姿势不当，劳累后局部肌肉受冷，颈部肌肉扭伤及长时间过于牵拉而形成的纤维组织炎。轻者 4~5 日自愈，重者可延至数周不愈；如果频繁发作，常常是颈椎病的表现。中医学认为，落枕为风寒之邪侵于项背部，使经络受阻所致。

【诊断标准】

（1）一般无外伤史，多为睡眠姿势不良或感受风寒后所致。

（2）急性发病，睡眠后一侧颈部出现疼痛、酸胀，可向上肢或背部放射，活动不利，活动时伤侧疼痛加剧，严重者使头部歪向病侧。

（3）患侧常有颈肌痉挛，胸锁乳突肌、斜方肌、大小菱形肌及肩胛提肌等处压痛，在肌肉紧张处可触及肿块和条索状的改变。

【辨证分型】

（1）瘀滞型：晨起颈项疼痛，活动不利，活动时患侧疼痛加剧，头部歪向病侧，局部有明显压痛点，有时可见筋结。舌紫暗，脉弦紧。

（2）风寒型：颈项背部强痛，拘紧麻木。可兼有淅淅恶风，微发热，头痛等表证。舌淡，苔薄白，脉弦紧。

【治疗】

处方 1：阿是穴、肩井（患侧）。

辨证分型：瘀滞型加太冲、膈俞；风寒型加风池、外关。

操作：在患侧颈部寻找明显的压痛点，常规消毒后用三棱针快速点刺压痛点 2~3 针，使之出血数滴，再用闪火法拔火罐，留罐 5~10 分钟。在留罐期间用毫针针刺风池、肩井，手法为泻法。

处方 2：阿是穴。

操作：先按压病变局部找到疼痛明显的压痛点，常规消毒后，用梅花针中度叩刺患部，以局部出血如珠为度。然后以闪火法在叩刺部位拔罐，5~10 分钟后取下火罐，再用消毒棉球擦干血迹。叩刺时嘱患者头向患侧转动 2~3

次，或做背屈仰天及前屈低头动作数次。急性期每日1次，中病即止。

第二节　颈椎病

【概述】

颈椎病又称颈椎综合征，是颈椎骨关节炎、增生性颈椎炎、颈神经根综合征、颈椎间盘脱出症的总称，是一种以退行性病理改变为基础的疾患。主要由于颈椎长期劳损、骨质增生，或椎间盘脱出、韧带增厚，致使颈椎脊髓、神经根或椎动脉受压，出现一系列功能障碍的临床综合征。表现为颈椎间盘退变本身及其继发性的一系列病理改变，如关节失稳、松动；髓核突出或脱出；骨刺形成；韧带肥厚和继发的椎管狭窄等，刺激或压迫了邻近的神经根、脊髓、椎动脉及颈部交感神经等组织，并引起各种各样症状和体征。本病可发生于任何年龄，以40岁以上的中老年人为多。临床可分为颈型、神经根型、脊髓型、椎动脉型、交感神经型和混合型。属中医学"痹症"范畴。

【诊断标准】

（1）有慢性劳损或外伤史。或有颈椎先天性畸形、颈椎退行性病变。

（2）多发于40岁以上中老年人，长期低头工作者或习惯于长时间看电视、手机者，往往呈慢性发病。

（3）颈、肩背疼痛，头痛头晕，颈部板硬，上肢麻木。

（4）颈部活动功能受限，病变颈椎棘突、患侧肩胛骨内上角常有压痛，可摸到条索状硬结，可有上肢肌力减弱和肌肉萎缩，臂丛牵拉试验阳性。压头试验阳性。

（5）X线正位摄片显示钩椎关节增生，张口位可有齿状突偏歪；侧位摄片显示颈椎曲度变直，椎间隙变窄，有骨质增生或韧带钙化；斜位摄片可见椎间孔变小。CT及磁共振检查对定性定位诊断有意义。

【辨证分型】

1. 实证

（1）风寒痹阻：颈、肩、上肢窜痛麻木，以痛为主，头有沉重感，颈部僵硬，活动不利，恶寒畏风。舌淡红，苔薄白，脉弦紧。

（2）气滞血瘀：颈肩部、上肢刺痛，痛处固定，伴有肢体麻木。舌质暗，脉弦。

（3）痰湿阻络：头晕目眩，头重如裹，四肢麻木不仁，纳呆。舌暗红，苔厚腻，脉弦滑。

2. 虚证

（1）肝肾不足：眩晕头痛，耳鸣耳聋，失眠多梦，肢体麻木，面红目赤。舌红少津，脉弦。

（2）气血亏虚：头晕目眩，面色苍白。心悸气短，四肢麻木，倦怠乏力。舌淡苔少，脉细弱。

【治疗】

1. 实证

处方：阿是穴、颈椎夹脊穴。

辨证分型：风寒痹阻证加风池、外关；气滞血瘀证加合谷、太冲；痰湿阻络证加丰隆、阴陵泉。

操作：患者取坐位或俯卧位，颈、臂、背处痛区局部消毒，用梅花针叩刺至点状出血，力度以患者能够耐受为度，然后在叩刺部位拔罐，5~10分钟后取罐，再用消毒棉球擦净血迹。风池、外关等穴常规消毒后用毫针针刺行泻法，留针30分钟。隔日治疗1次，7次为1疗程。

2. 虚证

处方1：阿是穴、颈项正中督脉及颈夹脊三线。

辨证分型：肝肾不足证加肝俞、肾俞；气血亏虚证加足三里、脾俞。

操作：患者取俯卧位或反坐在靠背椅上，上肢和头伏在椅背上，颈项及上背部皮肤常规消毒后，以皮肤针先重点叩刺颈项部明显的压痛点至皮肤轻微出血后，再沿颈项正中督脉及颈夹脊3线自上而下叩刺至大椎和风门穴，至皮肤轻微出血为度（如图5-1）。然后在叩刺部位用闪火法拔罐，留罐5~10分钟，拔出瘀血少量。治疗后当日叮嘱患者禁沐浴。肝俞、肾俞、足三里等穴位常规消毒后用毫针行平补平泻法，留针30分钟。每周治疗2次，5次为1个疗程。

处方 2：阿是穴。

辨证分型：风寒痹阻证加风池、外关；气滞血瘀证加合谷、太冲；痰湿阻络证加丰隆、阴陵泉；肝肾不足证加肝俞、肾俞；气血亏虚证加足三里、脾俞。

操作：在颈部寻找最明显的压痛点 1~2 处，常规消毒后，用三棱针点刺出血，再用闪火法拔罐，留罐 5~10 分钟，起罐后用酒精棉球擦净血迹。每周治疗 2 次，5 次为 1 个疗程。风池、外关等穴常规消毒后用毫针针刺行泻法，留针 30 分钟。隔日治疗 1 次，7 次为 1 疗程。

第三节　肩周炎

【概述】

肩周炎是指肩关节及其周围的肌腱、韧带、腱鞘、滑囊等软组织的急、慢性损伤或退行性变，致局部产生无菌性炎症，从而引起以肩部疼痛和功能障碍为主症的一种疾病。发生于中老年，50 岁左右，女性多见，故又称为"五十肩"。属中医学"漏肩风""肩凝风"范畴。

【诊断标准】

（1）慢性劳损，外伤筋骨，气血不足复感受风寒湿邪所致。

（2）好发年龄在 50 岁左右，女性发病率高于男性，右肩多于左肩，多见于体力劳动者，多为慢性发病。

（3）肩周疼痛，以夜间为甚，常因天气变化及劳累而诱发，肩关节活动功能障碍。

（4）肩部肌肉萎缩，肩前、后、外侧均有压痛，外展功能受限明显，出现典型的"扛肩"现象。

（5）X 线检查多为阴性，病程久者可见骨质疏松。

【辨证分型】

1. 实证

（1）风寒痹阻：肩部窜痛，遇风寒痛增，得温痛缓，畏风恶寒，或肩部有沉重感。舌质淡，苔薄白或腻，脉弦滑或弦紧。

（2）气血瘀滞：肩部肿胀，疼痛拒按，以夜间为甚。舌质暗或有瘀斑，舌苔白或薄黄，脉弦或细涩。

2. 虚证

（1）气血亏虚：肩部酸痛，劳累后疼痛加重，伴头晕目眩，气短懒言，心悸失眠，四肢乏力。舌质淡，苔少或白，脉细弱或沉。

【治疗】

1. 实证

处方：阿是穴。

辨证分型：风寒痹阻证加风池、外关；气血瘀滞证加合谷、太冲、膈俞。

操作：取患肩部最明显的压痛点 1~2 处，常规消毒后，用三棱针点刺 3~5 下，后立即拔火罐，留罐 5~10 分钟，起罐后用酒精棉球擦净血迹。风池、外关、合谷、太冲等穴位常规消毒后用毫针行泻法，留针 30 分钟。每周 2~3 次，5 次为 1 疗程。

2. 虚证

处方：阿是穴。

辨证分型：气血亏虚证加足三里、脾俞。

操作：在患侧肩部寻找压痛点，常规消毒后，以阿是穴为中心，用梅花针向四周呈放射状重叩，如无明显压痛点则在肩关节疼痛区域中度叩刺，以渗出血珠为度，叩刺后配合拔罐 5~10 分钟，也可配合推拿治疗。足三里、脾俞常规消毒后用毫针行平补平泻法，留针 30 分钟，每周 2~3 次。每次刺血都要重新寻找压痛点，5 次为 1 疗程。

第四节　背肌筋膜炎

【概述】

背肌筋膜炎是指因寒冷、潮湿、慢性劳损使背肌筋膜及肌组织发生水肿、渗出及纤维性变，进而出现的一系列临床症状。属中医学"痹证""筋痹""肌痹"范畴。

【诊断标准】

（1）可有外伤后治疗不当、劳损或外感风寒等病史。

（2）多发于老年人，好发于两肩胛之间，尤以体力劳动者多见。

（3）背部酸痛，肌肉僵硬发板，有沉重感，疼痛常与天气变化有关，阴雨天及劳累后可使症状加重。

（4）背部有固定压痛点或压痛较为广泛。背部肌肉僵硬，沿骶棘肌行走方向常可触到条索状的改变，腰背功能活动大多正常。X线摄片检查无阳性征。

【辨证分型】

1. 实证

（1）风寒湿邪：背痛板滞，后项、肩部牵拉性疼痛，甚者痛引上臂，伴恶寒怕冷。舌淡苔白，脉弦紧。

（2）气血凝滞：晨起背部板硬刺痛，活动后减轻。舌暗苔少，脉涩。

2. 虚证

气血亏虚：肩背隐痛，时轻时重，劳累后疼痛加剧，休息后缓解。舌淡苔少，脉细弱。

【治疗】

1. 实证

处方：阿是穴（压痛点）。

辨证分型：风寒湿邪证加风池、外关；气血凝滞证加合谷、太冲、膈俞。

操作：寻找背部压痛点较明显处，局部皮肤常规消毒后，用三棱针点刺2~3下至出血，然后在点刺部位拔火罐，留置5~10分钟后起罐。可配合艾灸疗法。

2. 虚证

处方：阿是穴（压痛点）。

辨证分型：气血亏虚证加足三里、血海。

操作：患者取俯卧位，暴露病变部位，常规消毒后，用消毒的皮肤针在病变局部反复进行叩刺，力度以患者能耐受为度。待患处出现均匀微小的出血点时，迅速在此处用大号火罐拔罐，留罐5~10分钟，起罐后用消毒干棉球将血擦净，再用75%酒精进行局部消毒。隔日治疗1次，5次为1个疗程。

第五节　肋软骨炎

【概述】

肋软骨炎又称"泰齐综合征"，是一种自限性、非化脓性的肋骨软骨病，病因不明，多发生在第2肋软骨连接处。患者常自感局部疼痛，咳嗽或深呼吸时加重；病变部位隆起、增粗、增大，有压痛，但无炎症表现。X线检查多无阳性发现，偶可见软骨前端增宽、增厚。本病可属中医学"痹证"和"胸痛"范畴。

【诊断标准】

（1）第1~7肋软骨与肋骨、胸骨交界处肿胀、疼痛，可单发，也可多发。好发部位为第2~4肋软骨，尤以第2肋软骨最为常见。

（2）局部隆起，结块，质硬，压痛明显，但不化脓。

（3）深呼吸、咳嗽或挤压胸壁时疼痛加剧，严重者同侧上肢活动困难。

（4）局部疼痛一般历时2、3个月后可自行消失，但肋软骨肿大常持续数年，可反复发作。

（5）X线检查：早期无特殊发现，晚期肋软骨普遍钙化。

【辨证分型】

1. 实证

（1）气滞血瘀型：因跌打损伤，胸胁受损，瘀血内结，血瘀气滞，脉络阻滞，不通则痛，导致疼痛肿胀。往往起病急，胸胁部疼痛骤作，局部肿胀明显，疼痛呈刺痛或胀痛，痛有定处，日轻夜重，转侧活动困难，舌红或紫暗，脉弦数。

（2）肝郁气滞型：多因情志抑郁或精神刺激而致肝失疏泄，肝气郁结，气机郁滞。常见胸胁部胀满疼痛，痛处不固定，可走窜作痛，胸闷，善太息，深呼吸或咳嗽疼痛可加剧，口干苦，纳呆，便秘，舌苔薄白或薄黄，脉弦紧。

（3）风寒湿痹阻：素体虚弱，正气不足，卫外不固，风寒湿邪气乘虚而入，致使气血凝滞，经脉痹阻。胸胁部肿胀疼痛，时轻时重，肢体拘急不舒，喘息咳唾，胸背痛，短气。偏寒者得寒痛增，得热病缓，舌淡苔白腻，脉沉紧。偏湿者肢体重着、麻木，舌质淡红苔腻，脉濡数。

2. 虚证

气血亏虚型：久病不愈，体质虚弱，气血失养，气虚不能生血或血虚无以化气。患病日久，形体消瘦，面色苍白，胸胁部肿胀隐痛，时轻时重，劳累后痛势加重，休息后缓解，舌质淡苔薄，脉细弦。

【治疗】

1. 实证

处方：阿是穴。

辨证分型：气滞血瘀型加合谷、太冲、膈俞；肝郁气滞型加期门、太冲；风寒湿痹阻型加风池、外关。

操作：先在病变处局部按压寻找到肿胀肥厚的肋软骨，常规消毒后，用梅花针从肋软骨隆起处中心叩起，由内到外，叩至局部出血如珠为止，然后用闪火法在病变局部拔罐，5~10 分钟后取下火罐，用酒精棉球擦净血迹。合谷、太冲、膈俞等穴常规消毒后用毫针行泻法，留针 30 分钟。1 次未愈者，3 天后再治疗 1 次，3 次无效即停止治疗。

2. 虚证

处方：阿是穴。

辨证分型：气血亏虚型加血海、足三里。

操作：先在病变处局部按压寻找到肿胀肥厚的肋软骨，常规消毒后，用梅花针从肋软骨隆起处中心叩起，由内到外，叩至局部出血如珠为止，然后用闪火法在病变局部拔罐，5~10 分钟后取下火罐，用酒精棉球擦净血迹。血海、足三里穴常规消毒后用毫针行补法，留针 30 分钟。1 次未愈者，3 天后再治疗 1 次，3 次无效即停止治疗。

第六节　肱骨外上髁炎

【概述】

肱骨外上髁炎，又名肘外侧疼痛综合症，俗称"网球肘"。以肘关节外侧疼痛，用力握拳及前臂作旋前伸肘动作（如绞毛巾、扫地等）时可加重，局部有多处压痛而外观无异常为主要临床表现。属中医学"伤筋""筋痹""肘痛"范畴。

【诊断标准】

（1）多见于特殊工种或职业，如砖瓦工、网球运动员或有肘部损伤病史者。

（2）肘外侧疼痛，疼痛呈持续渐进性发展。做拧衣服、扫地、端壶倒水等动作时疼痛加重，常因疼痛而致前臂无力，握力减弱，甚至持物落地，休息时疼痛明显减轻或消失。

（3）肘外侧压痛，以肱骨外上髁处压痛为明显，前臂伸肌群紧张试验阳性，伸肌群抗阻试验阳性。

【辨证分型】

1. 实证

（1）风寒阻络：肘部酸痛麻木，屈伸不利，遇寒加重，得温痛缓。舌苔薄白或白滑，脉弦紧或浮紧。

（2）湿热内蕴：肘外侧疼痛，有热感，局部压痛明显，活动后疼痛减轻，伴口渴不欲饮。舌苔黄腻，脉濡数。

2. 虚证

气血亏虚：起病时间较长，肘部酸痛反复发作，提物无力，肘外侧压痛，喜按喜揉，并见少气懒言，面色苍白。舌淡苔白，脉沉细。

【治疗】

1. 实证

处方1： 阿是穴。

辨证分型：风寒阻络证加风池、外关；湿热内蕴证加阴陵泉、丰隆。

操作：选准压痛点，常规消毒，用三棱针迅速刺入 0.5~1 分深，随即迅速退出，以出血为度，然后拔罐。每 3~5 天 1 次，一般治疗 3 次，最好不要超过 5 次。风池、外关等穴位常规消毒后用毫针针刺行泻法，留针 30 分钟。2~3 日 1 次，5 次为 1 个疗程。

2. 虚证

处方 2：阿是穴。

辨证分型：气血亏虚证加灸足三里、气海。

操作：选准压痛点，常规消毒，先用梅花针围绕压痛点作环形中度叩刺，使其微微出血，然后用小号玻璃罐采用闪火法沿叩刺出血区域拔罐 5~10 分钟。并配合灸法灸足三里、气海。

处方 3：阿是穴、肘髎、曲池、手三里。

操作：皮肤常规消毒后，用梅花针先叩刺肘部阿是穴，然后再叩刺痛处上下各 1~2 个穴，均用中度叩刺法，以皮肤轻微出血为度，然后用小号玻璃罐采用闪火法沿叩刺出血区域拔罐 5~10 分钟（如图 5-2）。2~3 日 1 次，5 次为 1 个疗程。

第七节　腱鞘囊肿

【概述】

　　腱鞘囊肿是一种关节囊周围结缔组织退变所致的病症，表现为关节部腱鞘内的囊性肿物，内含有无色透明或橙色、淡黄色的浓稠粘液，多发于腕背和足背部。患者多为青壮年，女性多见。本病属中医学"筋结""筋瘤"范畴。

【诊断标准】

（1）有外伤史或慢性劳损史。

（2）可发生于任何年龄，以青、中年多见，女性多于男性。

（3）好发于腕背及腕掌面的桡侧，掌指关节的掌侧面，足背动脉附近等处。

（4）主要症状为局部肿块，缓慢发生或偶然发现，局部酸胀不适，握物或按压时可有痛感。

（5）体征：肿块小至米粒，大至乒乓球大不等。半球形，光滑，与皮肤无粘连，但附着于深处的组织，活动性较小，有囊性感。

【辨证分型】

（1）气滞型：症多为初起，肿块柔软可推动，时大时小，局部可有疼痛或胀感。舌红，脉弦。

（2）瘀结型：多有反复发作病史，肿块较小而硬，硬度似软骨，患肢可有不同程度的活动功能障碍。舌红质暗，脉滑弦。

【治疗】

处方：囊肿局部。

辨证分型：气滞型加合谷、太冲；瘀结型加膈俞、期门。

操作：先挤住囊肿，使其固定不动，皮肤常规消毒后，用三棱针从囊肿基底部快速刺入，深达囊肿中心。稍搅动，再快速出针，出针后用两手拇食指在针眼周围挤压，出尽囊内容物，待挤不出粘液时，用小号玻璃罐拔罐，留罐5分钟，起罐后用消毒棉球清理创口周围粘液。三棱针点刺一般只使用1次，如1周后囊肿仍然高突者则再使用1次，最多使用2次。

第八节　类风湿关节炎

【概述】

类风湿关节炎是一种病因尚未明了的慢性全身性炎症性疾病，以慢性、对称性、多滑膜关节炎和关节外病变为主要临床表现，属于自身免疫炎性疾病。该病好发于手、腕、足等小关节，反复发作，呈对称分布。早期有关节红肿热痛和功能障碍，晚期关节可出现不同程度的僵硬畸形，并伴有骨和骨骼肌的萎缩，极易致残。从病理改变的角度来看，类风湿关节炎是一种主要累及关节滑膜（以后可波及到关节软骨、骨组织、关节韧带和肌腱），其次为浆膜、心、肺、眼、结缔组织等的广泛性炎症性疾病。类风湿关节炎的全身性表现除关节病变外，还有发热、疲乏无力、心包炎、皮下结节、胸膜炎、动脉炎、周围神经病变等。属中医学"尪痹"范畴。

【诊断标准】

（1）晨僵至少持续 1 小时，持续至少 6 周。

（2）3 个或 3 个以上关节肿，持续至少 6 周。

（3）腕、掌指关节或近端指间关节肿，持续至少 6 周。

（4）对称性关节肿，持续至少 6 周。

（5）手部 X 线片的改变。

（6）皮下结节。

（7）类风湿因子阳性，滴定度 > 1∶32。

【辨证分型】

1. 实证

（1）风寒湿阻：关节肿胀疼痛，痛有定处，晨僵屈伸不利，遇寒则痛剧，局部畏寒怕冷。舌苔薄白，脉浮紧或沉紧。

（2）风湿热郁：关节红肿疼痛如燎，晨僵，活动受限。兼有恶风发热，有汗不解，心烦口渴，便干尿赤。舌红，苔黄或燥，脉滑数。

（3）痰瘀互结：关节漫肿日久，僵硬变形，屈伸受限，疼痛固定，痛如锥刺，昼轻夜重，口干不欲饮。舌质紫暗，苔白腻或黄腻，脉细涩或细滑。

2. 虚证

（1）肾虚寒凝：关节疼痛肿胀，晨僵，活动不利，畏寒怕冷，神倦懒动，腰背酸痛，俯仰不利，天气寒冷加重。舌淡胖，苔白滑，脉沉细。

（2）肝肾阴虚：病久关节肿胀畸形，局部关节灼热疼痛，屈伸不利，形瘦骨立，腰膝酸软。伴有头晕耳鸣，盗汗，失眠。舌红，少苔，脉细数。

（3）气血亏虚：关节疼痛，肿胀僵硬，麻木不仁，行动艰难，面色淡白，心悸自汗，神疲乏力。舌淡，苔薄白，脉细弱。

【治疗】

1. 实证

处方：阿是穴。

辨证分型：风寒湿阻证加风池、外关；风湿热蕴证加曲池、大椎；痰瘀互结证加丰隆、膈俞。

操作：选取患侧关节周围显露的静脉血管，局部常规消毒后，用消毒三棱针点刺出血，然后用手指挤压出血，直至血色变淡，再用消毒干棉球按压止血。风池、外关等穴常规消毒后用毫针行泻法，留针 30 分钟。每周治疗 2 次，10 次为 1 个疗程。

2. 虚证

处方： 阿是穴。

辨证分型： 肾虚寒凝证加肾俞、命门；肝肾阴虚证加肾俞、肝俞；气血亏虚证加气海、足三里。

操作： 常规消毒，在患侧关节局部，用梅花针作环形叩刺，重点叩打疼痛最严重或最敏感的部位，至局部微微渗血为度，再用酒精棉球擦净血迹。肾俞、命门、肝俞等穴位常规消毒后用毫针行补法，留针 30 分钟。隔日 1 次，10 次为 1 个疗程。

第九节　痛风性关节炎

【概述】

痛风性关节炎是由于尿酸盐沉积在关节囊、滑囊、软骨、骨质和其他组织中而引起病损及炎性反应，它多有遗传因素和家族因素，好发于 40 岁以上的男性，多见于拇趾的跖趾关节，也可发生于其他较大关节，尤其是踝部与足部关节。主要表现为关节的剧痛，常常为单侧性突然发生。关节周围组织有明显肿胀、发热、发红和压痛，做血尿酸检查可以确诊。痛风分原发性和继发性两种，病因尚不十分清楚，突出特点是高尿酸血症和结缔组织结构（特别是软骨、滑膜）的尿酸钠晶体沉着。属中医学"痹证"范畴。

【诊断标准】

（1）多以单个趾指关节，猝然红肿疼痛，逐渐痛剧如虎咬，昼轻夜甚，反复发作。可伴发热、头痛等症。

（2）多见于中老年男子，可有痛风家族史。常因劳累，暴饮暴食，吃高嘌呤食物，饮酒及外感风寒等诱发。

（3）初起可单关节发病，以第一跖趾关节为多见。继则足踝、跟、手指和其他小关节，出现红肿热痛，甚则关节腔可渗液。反复发作后，可伴有关节周围及耳郭、耳轮及趾、指骨间出现"块瘰"（痛风石）。

（4）血尿酸、尿尿酸增高。发作期白细胞总数可增高。

（5）必要时做肾B超探测，尿常规，肾功能等检查，以了解痛风后肾病变情况。X线摄片检查：可示软骨缘邻近关节的骨质有不整齐的穿凿样圆形缺损。

【辨证分型】

1. 实证

（1）湿热蕴结：下肢小关节猝然红肿热痛、拒按，触之局部灼热，得凉则舒。伴发热口渴，心烦不安，溲黄。舌红，苔黄腻，脉滑数。

（2）瘀热阻滞：关节红肿刺痛，局部肿胀变形，屈伸不利，肌肤色紫暗，按之稍硬，病灶周围或有块瘰硬结，肌肤干燥，皮色暗黧。舌质紫暗或有瘀斑，苔薄黄，脉细涩或沉弦。

（3）痰浊阻滞：关节肿胀，甚则关节周围漫肿，局部酸麻疼痛，或见"块瘰"硬结不红。伴有目眩，面浮足肿，胸脘痞闷。舌胖质黯，苔白腻，脉缓或弦滑。

2. 虚证

肝肾阴虚：病久屡发，关节痛如被杖，局部关节变形，昼轻夜重，肌肤麻木不仁，步履艰难，筋脉拘急，屈伸不利，头晕耳鸣，颧红口干。舌红少苔，脉弦细或细数。

【治疗】

1. 实证

处方：阿是穴。

辨证分型：湿热蕴结证加曲池、阴陵泉；瘀热阻滞证加大椎、膈俞；痰浊阻滞证加丰隆、阴陵泉。

操作：皮肤常规消毒，选取患病关节上充盈、青紫或怒张之络脉，用三棱针快速点刺1~2下，至出血5~10滴后用消毒干棉球按压针孔、消毒，并贴上无菌敷料。曲池、阴陵泉等穴常规消毒后用毫针行泻法，留针30分钟。放血一次可选 1~2 个点。隔日 1 次，6 次为 1 疗程，每次选不同点。

2. 虚证

处方 1：阿是穴、五输穴。

辨证分型：肝肾阴虚证加肝俞、肾俞、三阴交。

操作：患者取仰卧位，对阿是穴（疼痛局部）、五输穴常规消毒，医者右手持消毒好的梅花针以腕力进行叩刺（直接经过患处的经脉及其表里经脉的五输穴重点叩刺）至点状出血；同时左手揉按叩刺部位旁侧皮肤，以减轻局部肌肉的痉挛疼痛和促进瘀血的排除。肝俞、肾俞、三阴交等穴常规消毒后用毫针行补法，留针 30 分钟。1 周 2 次。均 10 次为 1 疗程。

处方 3：阿是穴、井穴（病变部位所过）。湿热蕴结证加曲池、阴陵泉；瘀热阻滞证加大椎、膈俞；痰浊阻滞证加丰隆、阴陵泉。

操作：常规消毒，用三棱针分别点刺上穴出血，再用手挤压使每穴出血 6~8 滴。隔日 1 次，6 次为 1 疗程。

第十节　腰肌劳损

【概述】

　　腰肌劳损是指腰部肌肉、筋膜与韧带等软组织的慢性损伤，多数为急性腰扭伤未能得到及时而有效的治疗或反复多次的腰肌轻微损伤等原因而引起。本病好发于成年人，与长期在固定体位或不良姿势下工作有关。属中医学"腰痛"范畴。

【诊断标准】

（1）有长期腰痛史，反复发作。

（2）一侧或两侧腰骶部酸痛不适。时轻时重，缠绵不愈。劳累后加重，休息后减轻。

（3）一侧或两侧骶棘肌轻度压痛，腰腿活动一般无明显障碍。

【辨证分型】

（1）寒湿型：腰部冷痛重着，转侧不利，静卧不减，阴雨天加重。舌苔白腻，脉沉。

（2）湿热型：痛而有热感，炎热或阴雨天气疼痛加重，活动后减轻，尿赤。舌苔黄腻，脉濡数。

（3）肾虚型：腰部酸痛乏力，喜按喜揉，足膝无力，遇劳更甚，卧则减轻，常反复发作。偏阳虚者面色㿠白，手足不温，少气懒言，腰腿发凉，舌质淡，脉沉细。偏阴虚者心烦失眠，咽干口渴，面色潮红，倦怠乏力，舌红少苔，脉弦细数。

（4）瘀血型：腰痛如刺，痛有定处，轻则俯仰不便，重则因痛剧不能转侧，拒按。舌质紫暗，脉弦。

【治疗】

处方1：阿是穴（腰部压痛点）、相应夹脊穴、背俞穴。

辨证分型：寒湿型加气海、命门；湿热型加曲池、大椎；瘀血型加膈俞、血海；肾虚型加灸肾俞、命门。

操作：患者取俯卧位，背、腰部的肌肉放松，用消毒后的皮肤针在腰部压痛点、相应夹脊穴、背俞穴周围均匀叩刺，力量适中，以皮肤渗血为度，再用闪火法拔罐5~10分钟，拔罐时动作要快，要求用大口玻璃罐，每次拔出的皮肤渗出液、血液以2~3ml为宜。隔日1次，5次为1个疗程。

处方2：阿是穴（腰部压痛点）、委中穴（双侧）。寒湿型加气海、命门；湿热型加曲池、大椎；瘀血型加膈俞、血海；肾虚型加灸肾俞、命门。

操作：常规消毒后，用三棱针快速点刺各穴约0.2cm深，刺后立即在该处拔罐，使瘀血尽出凝结后取罐，每穴出血1~2mL。每周2次，5次为1个疗程。

处方3：委中（双侧）。

寒湿型加气海、命门；湿热型加曲池、大椎；瘀血型加膈俞、血海；肾虚型加灸肾俞、命门。

操作：取患者站立位，局部皮肤常规消毒后，选用三棱针一枚，左手拇指压在被刺部位下端，右手持三棱针对准委中部青紫脉络处，与局部皮肤呈60°斜刺入脉中后迅速将针退出，使瘀血流出。可使用消毒棉球轻轻按压静脉上端，以助瘀血排出。待出血自行停止后，再用消毒干棉球按压针孔，最后以无菌敷料保护针孔，以防感染。每周2次，5次为1个疗程。

第十一节　腰椎间盘突出症

【概述】

腰椎间盘突出症是因腰椎间盘变性、纤维环破裂、髓核突出刺激或压迫神经根、马尾神经所表现的一种综合征。表现为腰痛、向下肢放射或间歇性跛行，腰部变直或侧弯，活动部分受限，腰及坐骨神经分布区压痛，直腿抬高试验阳性，足背皮肤感觉减退，伸肌力减退或跟腱反射减弱，少数有肌肉瘫痪。属中医学"腰痛""腰腿痛"范畴。

【诊断标准】

（1）有腰部外伤、慢性劳损或受寒湿史。大部分患者在发病前有慢性腰痛史。

（2）常发生于青壮年。

（3）腰痛向臀部及下肢放射，腹压增加（如咳嗽、喷嚏）时疼痛加重。

（4）脊柱侧弯，腰生理弧度消失，病变部位椎旁有压痛，并向下肢放射，腰活动受限。

（5）下肢受累神经支配区有感觉过敏或迟钝，病程长者可出现肌肉萎缩。直腿抬高或加强试验阳性，膝、跟腱反射减弱或消失，拇趾背伸力减弱。

（6）X线摄片检查：脊柱侧弯，腰生理前凸消失，病变椎间盘可能变窄，相邻边缘有骨赘增生。CT检查可显示椎间盘突出的部位及程度。

【辨证分型】

1. 实证

（1）血瘀证：腰腿痛如刺，痛有定处，日轻夜重，腰部板硬，俯仰旋转受限，痛处拒按。舌质暗紫，或有瘀斑，脉弦紧或涩。

（2）寒湿证：腰腿冷痛重着，转侧不利，静卧痛不减，受寒及阴雨加重，肢体发凉。舌质淡，苔白或腻，脉沉紧或濡缓。

（3）湿热证：腰部疼痛，腿软无力，痛处伴有热感，遇热或雨天痛增，活动后痛减，恶热口渴，小便短赤。苔黄腻，脉濡数或弦数。

2. 虚证

肝肾亏虚：腰酸痛，腿膝乏力，劳累更甚，卧则减轻。偏阳虚者面色㿠白，手足不温，少气懒言，腰腿发凉，或有阳萎、早泄，妇女带下清稀，舌质淡，脉沉细。偏阴虚者，咽干口渴，面色潮红，倦怠乏力，心烦失眠，多梦或有遗精，妇女带下色黄味臭，舌红少苔，脉弦细数。

【治疗】

处方 1： 阿是穴（腰部压痛点）、患侧下肢足太阳膀胱经或足少阳胆经。

辨证分型： 气滞血瘀证加膈俞、太冲；湿热内蕴证加阴陵泉、曲池；寒湿闭阻证加灸肾俞、命门。

操作： 腰部疼痛采用梅花针雀啄样叩刺，用力宜均匀，以患处皮肤潮红渗血如珠为度，叩刺后用闪火法拔罐，每次留罐 5~10 分钟。下肢麻木感单用梅花针对患侧下肢足太阳经或足少阳经循经叩刺，使用手腕之力，将针尖垂直叩打在皮肤上，并立即提起，反复进行，以局部皮肤隐隐出血为度。隔日 1 次，5 次为 1 个疗程。

处方 2： 委中穴。

辨证分型： 气滞血瘀证加膈俞、太冲；湿热内蕴证加阴陵泉、曲池；寒湿闭阻证加灸肾俞、命门。

操作： 患者取站立位，皮肤常规消毒后，选用三棱针一枚，左手拇指压在被刺部位下端，右手持三棱针对准委中部青紫脉络处，与局部皮肤呈 60° 斜刺入脉中后迅速将针退出，使瘀血流出。可使用消毒棉球轻轻按压静脉上端，以助瘀血排出。待出血自行停止后，再用消毒干棉球按压针孔，最后以无菌敷料保护针孔，以防感染。每周 2 次，4 次为 1 个疗程。

处方 3： 阿是穴、病变腰椎间盘相应节段双侧夹脊穴。

操作： 局部常规消毒，以三棱针点刺放血，单日根据椎间盘突出部位选病变椎间盘两侧的夹脊穴点刺，双日在患侧腰椎棘突旁压痛点点刺，然后用闪火法将消毒后之玻璃罐吸附于出血部位 5~10 分钟，取罐后用消毒棉球擦净创面。每日 1 次，每周连续治疗 5 天，共治疗 2~3 周。

处方 4： 腰骶段督脉（重点在腰阳关或十七椎）、病变腰椎间盘相应节段双侧夹脊穴、委中。

操作： 常规消毒，用单头梅花针叩刺。疼痛明显时用重叩手法至皮肤微出血，症状改善后用轻叩手法至皮肤潮红，叩刺后用闪火法在上述叩刺部位拔罐，5~10分钟后起罐。隔日1次，10次为1个疗程，疗程间休息3~5天，治疗1~2个疗程。

第十二节　急性腰扭伤

【概述】

急性腰扭伤是腰部肌肉、筋膜、韧带等软组织因外力作用突然受到过度牵拉而引起的急性撕裂伤，常发生于搬抬重物、腰部肌肉强力收缩时。本病好发于青壮年体力劳动者，也是部队常见的训练伤，以腰部疼痛及活动受限为主要表现。中医称为"闪腰""岔气"。

【诊断标准】

（1）有腰部扭伤史、多见于青壮年。

（2）腰部一侧或两侧剧烈疼痛，活动受限，不能翻身、坐立和行走，常保持一定强迫姿势，以减少疼痛。

（3）腰肌和臀肌痉挛，或可触及条索状硬结，损伤部位有明显压痛点，脊柱生理弧度改变。

【辨证分型】

1. 实证

（1）湿热痹阻证：腰骶疼痛，脊背疼痛，腰脊活动受限，晨僵，发热，四肢关节红肿热痛，目赤肿痛；口渴或口干不欲饮，肢体困重，大便干，溲黄；舌红，苔黄或黄厚、腻，脉滑数。

（2）寒湿痹阻证：腰骶疼痛，脊背疼痛，腰脊活动受限，晨僵遇寒加重，遇热减轻。四肢关节冷痛，肢体困重。舌淡，苔白或水滑，脉弦滑。

（3）瘀血痹阻证：腰骶疼痛，脊背疼痛，腰脊活动受限，晨僵，疼痛夜重，或刺痛。肌肤干燥少泽。舌暗或有瘀斑，脉沉细或涩。

2. 虚证

（1）肾阳亏虚证：腰疼痛，脊背疼痛，腰脊活动受限，晨僵，局部冷痛，畏寒喜暖，手足不温，足跟痛。精神不振，面色不华，腰膝酸软，阳痿，遗精。舌淡，苔白，脉沉细。

（2）肝肾不足证：腰骶疼痛，脊背疼痛，腰脊活动受限，晨僵，局部酸痛，眩晕耳鸣，腰膝酸软，足跟痛。肌肉瘦削，盗汗，手足心热。舌红，苔少或有剥脱，脉沉细或细数。

【治疗】

1. 实证

处方：背部督脉、督脉两侧夹脊穴。

辨证分型：湿热痹阻证加曲池、大椎；寒湿痹阻证加风池、大椎；瘀血痹阻证加膈俞、血海。

操作：常规消毒，用梅花针轻度叩刺背部督脉与督脉两侧夹脊穴 3~5 分钟，至局部隐隐出血（如图 5-1）。再用闪火法拔罐，留罐 5~10 分钟，起罐后用酒精棉球擦净血迹。曲池、大椎等穴常规消毒后用毫针行泻法，隔日 1 次，10 次为 1 个疗程，休息 5~7 天后开始下一个疗程。

2. 虚证

处方：腰阳关、脊柱关节阿是穴。

辨证分型：肾阳亏虚证加肾俞、命门；肝肾不足证加肝俞、肾俞、三阴交。

操作：以上穴位每次选取 2~4个。常规消毒，用梅花针轻度叩刺所选穴位 3~5 分钟，重点叩刺阿是穴，至局部隐隐出血。再用闪火法拔罐，留罐 5~10 分钟，起罐后用酒精棉球擦净血迹。隔日 1 次，10 次为 1 个疗程，休息 5~7 天后开始下一个疗程。

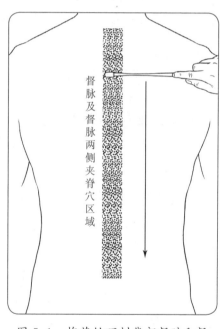

督脉及督脉两侧夹脊穴区域

图 5-1　梅花针叩刺背部督脉和督脉两侧夹脊穴

第十三节　强直性脊柱炎

【概述】

强直性脊柱炎是一种免疫系统疾病，以侵犯中轴关节及四肢大关节为主，并常波及其他关节及内脏，可造成人体畸形及残疾，多见于青少年，男性多见。其早期病理表现为韧带、肌腱及关节囊附着部慢性无菌性炎症和滑膜炎；中晚期关节囊和韧带纤维钙化、骨化，关节间隙变窄甚至融合。本病属中医学"顽痹""筋痹"范畴。

【诊断标准】

（1）腰痛和腰僵3个月以上，休息不缓解。

（2）骶髂关节正斜位片示双侧骶髂关节边缘模糊，并稍致密，关节间隙加宽。

（3）脊柱活动功能部分受限。

（4）血沉加快，HLA-B27阳性。

（5）腰椎X线示椎小关节正常或关节间隙改变。

只要具备（1）（2）两项，诊断即可确立，每增加1项，则诊断更确切。

【辨证分型】

1. 实证

（1）湿热痹阻证：腰骶疼痛，脊背疼痛，腰脊活动受限，晨僵，发热，四肢关节红肿热痛，目赤肿痛；口渴或口干不欲饮，肢体困重，大便干，溲黄；舌红，苔黄或黄厚、腻，脉滑数。

（2）寒湿痹阻证：腰骶疼痛，脊背疼痛，腰脊活动受限，晨僵遇寒加重，遇热减轻。四肢关节冷痛，肢体困重。舌淡，苔白或水滑，脉弦滑。

（3）瘀血痹阻证：腰骶疼痛，脊背疼痛，腰脊活动受限，晨僵，疼痛夜重，或刺痛。肌肤干燥少泽。舌暗或有瘀斑，脉沉细或涩。

2. 虚证

（1）肾阳亏虚证：腰疼痛，脊背疼痛，腰脊活动受限，晨僵，局部冷痛，畏寒喜暖，手足不温，足跟痛。精神不振，面色不华，腰膝酸软，阳痿，遗精。舌淡，苔白，脉沉细。

（2）肝肾不足证：腰骶疼痛，脊背疼痛，腰脊活动受限，晨僵，局部酸痛，眩晕耳鸣，腰膝酸软，足跟痛。肌肉瘦削，盗汗，手足心热。舌红，苔少或有剥脱，脉沉细或细数。

【治疗】

1. 实证

处方1： 督脉、督脉两侧夹脊穴。

辨证分型： 湿热痹阻证加曲池、大椎；寒湿痹阻证加风池、大椎；瘀血痹阻证加膈俞、血海；肾阳亏虚证加肾俞、命门；肝肾不足证加肝俞、肾俞、三阴交。

操作： 常规消毒，用梅花针轻度叩刺督脉与督脉两侧夹脊穴3~5分钟，至局部隐隐出血，再用闪火法拔罐，留罐5~10分钟，起罐后用酒精棉球擦净血迹。隔日1次，10次为1个疗程，休息5~7天后开始下一个疗程。

处方2： 大椎、身柱、陶道、灵台、至阳、筋缩、腰阳关、命门、悬枢、脊中、脊柱关节阿是穴。

辨证分型： 湿热痹阻证加曲池、大椎；寒湿痹阻证加风池、大椎；瘀血痹阻证加膈俞、血海；肾阳亏虚证加肾俞、命门；肝肾不足证加肝俞、肾俞、三阴交。

操作： 以上穴位每次选取2~4个。常规消毒，用梅花针轻度叩刺所选穴位3~5分钟，重点叩刺阿是穴，至局部隐隐出血，再用闪火法拔罐，留罐5~10分钟，起罐后用酒精棉球擦净血迹。隔日1次，10次为1个疗程，休息5~7天后开始下一个疗程。

处方3： 大椎、命门、腰俞、华佗夹脊穴、阿是穴。

辨证分型： 湿热痹阻证加曲池、大椎；寒湿痹阻证加风池、大椎；瘀血痹阻证加膈俞、血海；肾阳亏虚证加肾俞、命门；肝肾不足证加肝俞、肾俞、三阴交。

以上穴位每次选取4个，常规消毒后，用三棱针点刺出血，于针口处拔火罐5~10分钟，起罐后用酒精棉球擦净血迹。每周2次。

第十四节　急性踝关节扭伤

【概述】

急性踝关节扭伤是指在剧烈运动或因外力作用下引起踝关节周围的韧带等软组织损伤。临床多表现为足部踝关节肿痛、皮肤青紫、关节活动受限等。属中医学"伤筋"范畴。

【诊断标准】

（1）有明确的踝部外伤史。

（2）损伤后踝关节即出现疼痛，局部肿胀，皮下瘀斑，伴跛行。

（3）局部压痛明显，若内翻扭伤者，将足做内翻动作时，外踝前下方剧痛；若外翻扭伤者，将足做外翻动作时，内踝前下方剧痛。

（4）X线摄片检查未见骨折。

【辨证分型】

1. 实证

气滞血瘀：损伤早期，踝关节疼痛，活动时加剧，局部明显肿胀及皮下瘀斑，关节活动受限。舌红边瘀点，脉弦。

2. 虚证

筋脉失养：损伤后期，关节持续隐痛，轻度肿胀，或可触及硬结，步行欠力。舌淡，苔薄，脉弦细。

【治疗】

1. 实证

处方： 阿是穴。

辨证取穴： 气滞血瘀证加膈俞、太冲。

操作： 患者坐位，取踝关节肿胀或疼痛最明显的部位，用酒精棉球常规消毒后，用三棱针快速点刺出血，挤出少量血液，如受伤部位面积较大，可用闪火法拔罐 5~10 分钟，尽量拔出瘀血。隔日 1 次。肿胀基本消退时，即停止放血。膈俞、太冲穴常规消毒后用毫针行泻法，留针 30 分钟。隔日 1 次。

2. 虚证

处方： 阿是穴。

辨证分型： 筋脉失养证加足三里、昆仑。

操作： 患处常规消毒后，用梅花针重叩，以皮肤出血如珠为度，然后迅速加拔小号火罐一只，停止出血后即起罐，并用酒精棉球清洁皮肤。隔日 1 次，肿胀基本消退时，即停止放血。配合足三里、昆仑艾灸治疗。

第六章 刺血疗法治疗五官科疾病

第一节　结膜炎

【概述】

结膜炎是指由于化学、物理等因素刺激或微生物侵犯而发生的眼结膜炎症反应，有急性和慢性之分。急性结膜炎是当结膜受到各种刺激后，出现结膜充血发红，分泌物过多，灼热，畏光，急骤发病，单眼或双眼均可患病。慢性结膜炎多系急性结膜炎失治转变而成，结膜变厚、表面呈丝绒状，眼痒，干涩，灼热，畏光，易疲劳。

【诊断标准】

流行性出血性结膜炎

（1）临床表现：此病是由于微小核糖核酸病毒组中的肠道病毒 70 型所感染。潜伏期短，为 8~48 小时，多数于接触后 24 小时内发病，常为双眼。传染性强，极易传播。患眼有异物感，甚至疼痛，并有畏光、流泪，分泌物为水样；眼睑红肿，睑结膜有显著滤泡增生；球结膜常有点、片状出血，通常青年人出血倾向明显，老年人水肿倾向明显；病初角膜上皮常有点状剥脱，荧光素着色；耳前淋巴结肿大，自然病程约 7 天。婴幼儿一般不患本病，即使感染，症状也轻微。少数病例在结膜炎症消退后 1 周左右发生类似小儿麻痹样下肢运动麻痹。

（2）细胞学检查：睑结膜刮片检查，圆柱状细胞减少，淋巴细胞增加，单核细胞增多。

（3）裂隙灯显微镜检查：部分病例角膜荧光素染色阳性。

流行性角结膜炎

（1）临床表现：本病由腺病毒 8 型、19 型及 37 型感染所致。潜伏期为 5~7 天，常为单眼先发或双眼先后发病。自觉有异物感，流泪、畏光，分泌物少、且为水样；眼睑红肿，滤泡在睑结膜及下穹隆部增生较多，球结膜充血与水肿，耳前淋巴结肿大并有压痛；5~6 天后急性结膜炎逐渐消退，角膜发生点状浸润，为数个至数十个，散在于上皮下，不发展为溃疡；2~3

周后炎症消失，点状角膜混浊多在半年内消失；常伴有上呼吸道感染症状。成人患者多呈急性滤泡性结膜炎的症状，婴幼儿患者其结膜常有假膜，多不发生浅层点状角膜炎。

（2）细胞学检查：分泌物涂片检查，含大量单核细胞；睑结膜刮片细胞学检查，圆柱状细胞减少，淋巴细胞数增加。

（3）裂隙灯显微镜检查：角膜荧光素染色呈点状着色。

【辨证分型】

（1）风重于热：胞睑微红，白睛红赤，痒涩并作，羞明多泪，伴见头痛鼻塞，恶风发热。舌红，苔薄白，脉浮数。

（2）热重于风：胞睑红肿，白睛红赤壅肿，热泪如汤。或眵多胶结，怕热畏光，口干溺黄。舌红，苔黄，脉数。

（3）风热俱盛：胞睑红肿，白睛红赤壅肿，睑内面或有伪膜。患眼沙涩，灼热，疼痛。舌红，苔黄，脉数。

【治疗】

处方1：太阳、耳尖（单眼感染取患侧穴位，双眼感染取双侧穴位）。

辨证分型：风重于热证加风池；热重于风证加大椎、曲池；风热俱盛证加曲池、风池。

操作：太阳穴用三棱针点刺出血，然后拔罐1~3分钟。耳尖穴以三棱针快速点刺2~3下，再用手挤压出血，待血色变淡时，用消毒干棉球按压针孔止血。若单眼患病，放血时要取患侧耳尖穴；若双眼皆有病，则双侧耳尖穴均需放血。一般上述两法单用、合用均可，每日1次，连续1~3次。

处方2：耳尖及耳背静脉明显处。

操作：先用手轻轻揉搓使耳郭充血，局部常规消毒后，三棱针点刺耳尖及（或）耳背静脉明显处出血，再用手挤压出血，待挤出之血颜色变淡时，用消毒干棉球按压针孔止血。患左取左，患右取右，双眼都患病取双侧。每日治疗1次。

第二节 睑腺炎

【概述】

睑腺炎又称麦粒肿。系指睑腺急性化脓性炎症，临床以疼痛、肿胀、多泪为其特点。按其发病部位分外睑腺炎与内睑腺炎。外睑腺炎的炎症反应主要位于睫毛根部的睑缘处，开始时红肿范围较弥散，但以棉签头部等细棍样物进行触诊时，可发现有明显压痛的硬结；患者疼痛剧烈；同侧耳前淋巴结肿大和压痛。如果外睑腺炎邻近外眦角时，疼痛特别明显，还可引起反应性球结膜水肿。内睑腺炎被局限于睑板腺内，肿胀比较局限；患者疼痛明显；病变处有硬结，触之压痛；睑结膜面局限性充血、肿胀。本病属中医学"针眼"范畴。

【诊断标准】

（1）初起胞睑痒痛，睑弦微肿，按之有小硬结，形如麦粒，压痛明显。

（2）局部红肿疼痛加剧，逐渐成脓，起于睑弦者在睫毛根部出现脓点，发于睑内者，睑内面出现脓点，破溃或切开排出脓后，症情随之缓解；

（3）严重针眼，胞睑漫肿，皮色暗红，可伴有恶寒发热，耳前常有臖核，发于外眦部，每易累及白睛浮肿，状如鱼泡。

（4）本病有反复发作和多发倾向。

【辨证分型】

1. 实证

（1）风热外袭：针眼初起，痒痛微作，局部硬结，微红微肿，触痛明显。苔薄黄，脉浮数。

（2）热毒炽盛：胞睑红肿疼痛，有黄白色脓点，或见白睛壅肿，口渴便秘。舌红，苔黄或腻，脉数。

（3）热毒内陷：胞睑肿痛增剧，伴见头痛，身热，嗜睡。局部皮色暗红不鲜，脓出不畅。舌质绛，苔黄糙，脉洪数。

2. 虚证

脾虚湿热：针眼屡发，面色少华，多见于小孩，偏食，便结。舌质红，苔薄黄，脉细数。

【治疗】

处方1：耳尖。

辨证分型：风热外袭证加风池；热毒炽盛证加曲池；热毒内陷证加大椎、人中；脾虚湿热证加三阴交、阴陵泉。

操作：取患侧耳尖穴，术者先用拇、食指将耳尖部推擦揉捻至发热充血，再将耳郭由后向前对折，取准耳尖穴。常规消毒后，用小号三棱针迅速点刺，挤出鲜血5~10滴，再用消毒干棉球按压止血。每日1次。

处方2：太阳、耳尖（单眼感染取患侧穴位，双眼感染取双侧穴位）。

辨证分型：风热外袭证加风池；热毒炽盛证加曲池；热毒内陷证加大椎、人中；脾虚湿热证加三阴交、阴陵泉。

操作：太阳穴用三棱针点刺出血，然后拔罐3~5分钟。耳尖穴以三棱针快速点刺2~3针，再用手挤压出血，待挤出之血颜色变淡时，用消毒干棉球按压针孔止血。若单眼患病，放血时要取患侧耳尖穴；若双眼皆有病，则双侧耳尖穴均需放血。一般上述两法单用、合用均可，每日1次，连续1~3次。

处方3：眼睑患处、耳尖、曲池

操作：患者取坐位，闭上眼睛。常规消毒后，医者左手轻轻捏起眼睑皮肤，右手持小号三棱针，针尖对准红肿硬结处向上挑刺（以防刺到眼珠），略见出血，用消毒纱布轻轻挤压，让其流出毒血片刻，每次挑治1个红肿硬结处。眼睑患处挑刺后，再在耳尖、曲池各点刺放血5~10滴，然后用消毒棉球擦去血迹并按压针孔。隔日1次，3次为一疗程。

处方4：耳尖穴（患侧）、肝俞。

操作：耳尖穴、肝俞穴处的皮肤和医者双手用75%酒精消毒。医者左手将耳尖或肝俞穴处之皮肤掐紧，右手以拇、食和中指以执笔式持三棱针，于拇指端处露出三棱针尖约2mm，以固定针尖防止刺入皮肤过深或过浅。然后对准穴位快速刺入，右手拔出三棱针，左手同时挤压皮肤使之出血，每穴挤出血液6~7滴即可，肝俞穴也可在点刺后配合拔罐5分钟。每日1次，中病即止。

第三节　角膜炎

【概述】

角膜细胞浸润、光泽消失、透明度降低、溃疡形成、角膜周围充血，伴有视力减退和刺激症状者，称角膜炎。根据病因可分为细菌性、病毒性、真菌性和变态反应性等。中医认为本病多因肝经风热或肝胆热毒蕴蒸于目，热灼津液，瘀血凝滞引起；或邪毒久伏，耗损阴液，肝肾阴虚，虚火上炎所致。

【诊断标准】

（1）常有外伤史。

（2）患眼怕光、流泪、疼痛，视力有不同程度的影响。

（3）眼部充血，越靠近角膜越明显，角膜上有灰白带黄色的单个或多个点片状混浊，严重的可出现瞳孔缩小、前房积脓或角膜穿孔。

【治疗】

1. 实证

处方 1：耳尖、太阳。

辨证分型：肝经风热证加太冲、风池；肝胆热盛证加侠溪、行间；肝肾阴虚证加三阴交、太溪。

操作：患者取坐位，先按揉耳郭 1 分钟，然后将患者患侧耳郭自耳房对折，常规消毒后，取耳郭上尖端折点处为针刺部位，用小号三棱针或 4号、5 号一次性无菌注射器针迅速刺入皮肤 1~2mm 后退出，用手挤压针刺点附近耳郭，挤出 5~10 滴血，再用消毒干棉球按压止血。后让患者仰卧，常规消毒后，用三棱针点刺患侧太阳穴出血，起针后用闪火法拔火罐，待停止出血后起罐，再用消毒棉球擦净。太冲、风池、侠溪、行间穴常规消毒后用毫针泻法。每日 1 次，3~5 次为 1 个疗程，疗程间隔 3~5 日。

处方 2：眼炎穴（位于小指末端关节横纹尺侧尽端处）。

辨证分型：肝经风热证加太冲、风池；肝胆热盛证加侠溪、行间；肝肾阴虚证加三阴交、太溪。

操作：循患者手部小鱼际至小指指尖，反复揉按推数次，以局部微微发红为度，局部常规消毒后，用三棱针快速点刺眼炎穴（如图6-1）。再用左手拇、食指挤压出血，直至血色变淡为止，一般左眼炎症针刺右手，右眼炎症针刺左手。每日1次，3次为1个疗程。

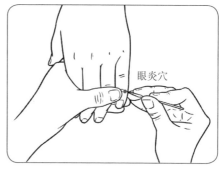

图 6-1　三棱针点刺眼炎穴

第四节　酒渣鼻

【概述】

酒渣鼻又名玫瑰痤疮或酒糟鼻，是一种好发于面部中央的慢性炎症皮肤病。早期鼻部出现红色的小丘疹、丘疱疹和脓疱，鼻部毛细血管充血严重，肉眼可见树枝状的毛细血管分支，最终鼻子上出现大小不等的结节和凹凸不平的增生，鼻子肥大不适，严重影响患者的美观。多见于成年人，女性多于男性，但男性患者病情较重。常见于面部油脂分泌较多的人或嗜酒之人。

【诊断标准】

（1）鼻头或鼻两侧多呈红斑丘疹。一般临床分3期：红斑期主要是潮红毛细血管扩张；丘疹期是在潮红的基础上出现散在米粒大小丘疹或掺杂小脓疱，但无粉刺；鼻赘期为晚期，鼻尖出现结节、肥大增生，表面凹凸不平如鼻赘。一般无自觉不适症状。

（2）在面部常见五点分部，即鼻尖、两眉间、两颊部、下颌部、鼻唇沟等。

（3）多见于面部油脂分泌较多的人，常有便秘习惯。

（4）组织病理检查主要见毛细血管扩张，皮脂腺增生。或可见结缔组织和皮脂腺增殖肥大。

【辨证分型】

（1）肺胃热盛：红斑多发于鼻尖或两翼，压之褪色。常嗜酒，便秘，饮食不节，口干口渴。舌质红，苔薄黄，脉弦滑。多见于红斑期。

（2）热毒蕴肤：在红斑上出现痤疮样丘疹、脓疱。毛细血管扩张明显，局部灼热，口干，便秘。片质红绛，苔黄。多见于丘疹期。

（3）气滞血瘀：鼻部组织增生，呈结节状，毛孔扩大。舌质略红，脉沉缓。多见于鼻赘期。

【治疗】

处方1：阿是穴（鼻部局部络脉显露处）。

辨证分型：肺胃热盛证加行间、尺泽；热毒蕴肤证加曲池、大椎；气滞血瘀证加合谷、太冲、膈俞。

操作：常规消毒后，用1寸毫针点刺红斑部位，如伴有毛细血管扩张，则在毛细血管上点刺出血。一次点刺10~20针，刺后轻轻挤压针孔周围，使之出血少许，然后用消毒干棉球按压针孔。行间、尺泽、曲池、大椎等穴常规消毒后用毫针行泻法。每周2次。

处方2：大椎、肺俞、胃俞。

肺胃热盛证加行间、尺泽；热毒蕴肤证加曲池；气滞血瘀证加合谷、太冲、膈俞。

操作：常规消毒后，用三棱针点刺出血，每穴3~5针，然后用闪火法拔火罐，留罐5~10分钟，起罐后用酒精棉球擦净血迹。每周2次，10次为1个疗程。

第五节　鼻窦炎

【概述】

鼻窦炎是鼻窦黏膜的非特异性炎症，为鼻科常见多发病。所谓鼻窦是鼻腔周围面颅骨的含气空腔；左右共有4对：额窦、上颌窦、筛窦和蝶窦。因其解剖特点，各鼻窦可单独发病，也可形成多鼻窦炎或全鼻窦炎。本病一般分为急性和慢性两类，其原因很多，较复杂。急性鼻窦炎多由急性鼻炎导致；慢性鼻窦炎常因急性鼻窦炎未能彻底治愈或反复发作而形成。急性期常见持续性鼻塞，大量黏性脓涕，头部及局部疼痛，伴畏寒发热，周身不适，精神不振或烦躁，食欲不振等。慢性鼻窦炎较轻，头痛不明显，而且头痛多有沉重，压迫，闷痛等感觉。本病属中医学"鼻渊"范畴。

【诊断标准】

（1）以大量黏性或脓性鼻涕，鼻塞，头痛或头昏为主要症状。急性鼻渊伴发热及全身不适。

（2）急性鼻渊发病迅速，病程较短。若治疗不彻底，则迁延为慢性鼻渊，病程较长。

（3）鼻腔检查黏膜充血、肿胀，鼻腔或后鼻孔有较多的黏性或脓性分泌物。

（4）X线鼻窦摄片有阳性表现。急性发作时血白细胞总数及中性粒细胞增高。

（5）应与鼻炎相鉴别。

【辨证分型】

1. 实证

（1）肺经风热：多见于发病初期，或慢性鼻渊因外感而急性发作。鼻塞，涕多色白或微黄，头痛，咳嗽，咯痰。鼻黏膜充血，鼻甲肿大。舌苔薄白，脉浮数。

（2）胆经郁热：多见于急性鼻渊，或慢性鼻渊急性发作。鼻塞、头痛较甚，涕多色黄而浊。身热，口渴，大便干燥。鼻黏膜充血明显，且肿胀，鼻腔内可见较多脓性分泌物。舌红，苔黄腻，脉弦数。

（3）脾胃湿热：多见于急性鼻渊后期。鼻塞，流涕缠绵不愈。伴头昏，食欲不振，大便溏薄。鼻黏膜充血肿胀，鼻腔内有较多黄浊分泌物。舌苔黄腻，脉濡数。

2. 虚证

肺脾气虚：多见于慢性鼻渊。鼻塞，头昏，记忆力减退，鼻涕混浊，时多时少。面色萎黄或白，少气乏力，大便溏薄。鼻腔黏膜不充血，但肿胀，并有黏性或脓性分泌物。舌淡，苔白，脉细弱。

【治疗】

1. 实证

处方 1：印堂、迎香、风池、肺俞。

辨证分型：肺经风热证加列缺、尺泽；胆经郁热证加侠溪；脾胃湿热证加丰隆、阴陵泉。

操作：印堂与太阳穴用三棱针点刺出血，使每穴出血5~10滴。余穴用毫针泻法。

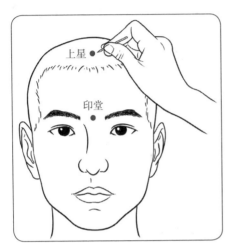

图6-2　三棱针点刺上星、印堂

处方2：上迎香、印堂、上星、肺俞、胃俞。

辨证分型：肺经风热证加列缺、尺泽；胆经郁热证加侠溪；脾胃湿热证加丰隆、阴陵泉。

操作：印堂与上星常规消毒后，用三棱针点刺出血数滴即可（如图6-2）。肺俞、胃俞常规消毒后用三棱针点刺出血，然后拔火罐约5分钟。上迎香可用毫针刺透鼻腔，使从鼻腔出血1~2滴。每日或隔日1次。

第六节　急性扁桃体炎

【概述】

急性扁桃体炎是腭扁桃体的一种非特异性急性炎症，常伴有一定程度的咽粘膜及咽淋巴组织的急性炎症。常发生于儿童及青少年。属中医学"乳蛾""咽喉肿痛"范畴。

【诊断标准】

（1）以咽痛、吞咽困难为主要症状，伴有发热。

（2）急乳蛾起病较急，病程较短；反复发作则转化为慢乳蛾，病程较长。

（3）咽部检查：扁桃体充血呈鲜红或深红色、肿大、表面有脓点，严重者有小脓肿。

（4）急乳蛾患者血白细胞总数及中性粒细胞增高。

（5）应注意与烂喉痧（猩红热）、喉关痈（扁桃体周围脓肿）相鉴别。

【辨证分型】

（1）风热外侵：急乳蛾初起，咽痛，轻度吞咽困难。伴发热、恶寒、咳嗽、咯痰等症。咽粘膜及扁桃体充血，未成脓。舌苔薄白，脉浮数。

（2）胃火炽盛：咽痛较甚，吞咽困难。身热，口渴，大便秘结。咽部及扁桃体充血红肿，上有脓点或小脓肿。舌红，苔黄，脉滑数。

【治疗】

处方1：少商（双侧）、耳尖、耳背静脉。

辨证分型：风热外侵证加风池、大椎；胃火炽盛证加行间、太冲。

操作：取双侧少商穴，在其上下用左手拇食指向针刺处推按，使血液积聚于针刺部位，常规消毒后，以左手拇、食两指捏紧被刺部位，右手拇、食两指持三棱针针柄，中指指腹紧靠针身下端，快速点刺，用左手拇、食指挤压针孔，放血3~5滴，术毕用消毒干棉球按压止血。再用手轻轻揉搓耳郭使其充血，局部常规消毒后，用三棱针点刺耳尖处及（或）耳背明显的静脉，使每处出血3~5滴即可。每日一次，两耳交替使用。

处方2：少商、商阳、大椎、肺俞。

辨证分型：风热外侵证加风池、大椎；胃火炽盛证加行间、太冲。

操作：先从穴位四周向穴位处挤压，使局部充血。常规消毒后，用三棱针快速、准确地点刺穴位，然后挤压出血，每穴放血3~5滴，再以消毒干棉球按压止血。

处方3：耳尖、（耳穴）扁桃体（如图6-3）。

操作：常规消毒后，用三棱针刺进0.2cm，各穴均挤出血3~5滴。每日1次，连用3天。

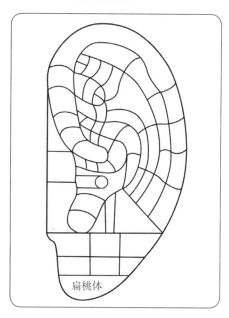

图6-3 （耳穴）扁桃体

第七节　口疮

【概述】

口疮是口腔黏膜受邪热蒸灼，或失于气血荣养所致，以局部出现小溃疡、灼热疼痛为特征的口腔黏膜病。包括复发性口疮和口疮性口炎。

【诊断标准】

（1）以口腔黏膜出现单个或数个直径 3~5mm 的溃疡，灼热疼痛为主要症状。

（2）起病较快，一般 7 天左右愈合，若此伏彼起，则病程延长。愈后常易复发。

（3）口腔检查：口腔黏膜溃疡较表浅，圆形或椭圆形，数量少则 1~2 个，多则 10 余个，表面有淡黄色分泌物附着，溃疡周围黏膜大多充血。

（4）应与狐惑病（白塞氏综合症）、复发性坏死性黏膜周围炎及疱疹性口腔炎相鉴别。

【辨证分型】

1. 实证

（1）心脾积热：口内疼痛，口渴，口臭，尿短黄，便秘。口疮数量多，周围充血明显。舌红，苔黄，脉数。

2. 虚证

（1）阴虚火旺：口内疼痛，口干，手足心热，乏力。口疮 1~2 个或 2~3 个，周围轻微充血。舌红，苔少，脉细数。

（2）气血亏虚：口不渴，或伴畏寒，便溏。口疮数量不多，周围黏膜不充血。舌淡，苔薄白，脉细弱。

【治疗】

（1）实证

处方 1：金津、玉液。

辨证分型：心脾积热证加劳宫、中冲；阴虚火旺证加太溪、涌泉；气血亏虚证加脾俞、足三里。

操作：金津、玉液刺血方法：让患者伸出舌头，选择较粗大、最明显的静脉速刺（如图6-4）。出血为最好，如一次未成功时，须待静脉逐渐恢复，方可进行第二次。劳宫以1寸毫针向手背方向直刺5~8分，以针下满实、不涩不滞为度，留针30分钟。

处方2：耳尖。

辨证分型：心脾积热证加劳宫、中冲；阴虚火旺证加太溪、涌泉；气血亏虚证加脾俞、足三里。

操作：先用手轻轻揉搓使耳郭

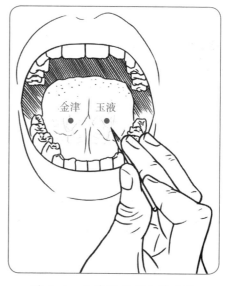

图6-4　三棱针点刺金津玉液

充血，局部常规消毒后，用三棱针点刺耳尖出血，再用手挤压针孔，边挤边用酒精棉球擦拭，待血色变淡时，用消毒干棉球按压针孔止血。每日1次。

第八节　牙痛

【概述】

牙痛是指牙齿因各种原因引起的疼痛。其主要临床表现为牙齿疼痛，咀嚼困难，遇冷、热、酸、甜疼痛加重或自发性剧痛，夜间尤甚，部位不定。多因平素口腔不洁或过食膏粱厚味、胃腑积热、胃火上冲，或风火邪毒侵犯、伤及牙齿，或肾阴亏损、虚火上炎、灼烁牙龈等引起。本病属于中医学"齿痛""牙宣""骨槽风"范畴。

【诊断标准】

（1）以牙龈出血或龈齿间溢脓，牙齿松动，影响咀嚼为主要症状。

（2）缓慢起病，逐渐加重，严重者发展为全口牙齿松动。病程中可有急性发作的牙周脓肿，局部红肿热痛、脓液量多，伴有发热。

（3）口腔检查：牙龈红肿或萎缩，易出血，牙根宣露，牙齿松动。牙齿上附着牙垢、牙石。龈齿间有逐渐扩大的牙周袋，袋内溢脓。有口臭。

（4）牙根周围 X 线片示牙槽嵴吸收、牙间隙增宽等表现。

【辨证分型】

1. 实证

胃火炽盛：牙龈作痛、出血，口气热臭，渴喜冷饮，大便干结。牙龈红肿疼痛，溢出脓血。舌红，苔黄，脉数。

2. 虚证

（1）肾阴亏虚：牙龈萎缩，牙根松动，牙龈粘膜微红肿。或有头晕，耳鸣，腰膝酸软。舌红少津，苔薄，脉细数。

（2）气血亏虚：牙龈萎缩，颜色淡白，牙根宣露，牙齿松动，咀嚼无力，牙龈时有渗血。面白或萎黄，倦怠乏力。舌淡，苔白，脉弱。

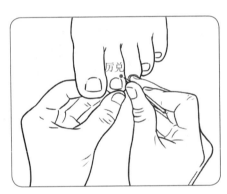

图 6-5　三棱针点刺厉兑

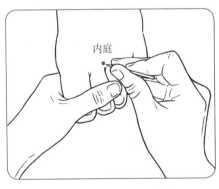

图 6-6　三棱针点刺内庭穴

【治疗】

1. 实证

处方 1：患侧厉兑。

辨证分型：胃火炽盛证加曲池。

操作：常规消毒，用三棱针点刺患侧厉兑出血（如图 6-5），然后用双手去挤压，直至血的颜色变淡为止，再用消毒干棉球按压止血。

处方 2：内庭（健侧）。

辨证分型：肾阴亏虚证加太溪、涌泉；气血亏虚证加脾俞、足三里。

操作：取坐位或仰卧位，取牙痛对侧的内庭穴，常规消毒后，用三棱针点刺内庭穴（如图 6-6），然后用双手去挤压，直至血的颜色变淡为止，再用消毒干棉球按压止血。每日 1 穴，最长 3 次。

处方 3：耳尖。

操作：常规消毒后，用左手将耳尖穴之皮肤捏紧，右手拇、食、中指以执笔式持三棱针点刺 1~2 下，深 0.5~1mm，然后术者用双手稍用力挤捏，每挤 1 滴血用酒精棉球擦净，反复挤压，直至血色变淡时停止，再用消毒干棉球按压针孔止血。每日 1 次，双侧耳尖穴交替使用。

第七章

刺血疗法治疗
妇、儿科疾病

第一节　痛经

【概述】

痛经是指经期前后或行经期间出现下腹部痉挛性疼痛，并有全身不适，严重影响日常生活。痛经分原发性和继发性两种，经过详细妇科临床检查未能发现盆腔器官有明显异常者，称原发性痛经，也称功能性痛经；继发性痛经则指生殖器官病变导致的痛经，如子宫内膜异位症、盆腔炎、肿瘤等。原发性痛经的病因目前尚未完全明了，表现为初潮不久后即出现痛经，有时与精神因素密切相关，也可能由于子宫肌肉痉挛性收缩，导致子宫缺血而引起痛经。多见于子宫发育不良、宫颈口或子宫颈管狭窄、子宫过度屈曲，使经血流出不畅，造成经血潴留，从而刺激子宫收缩引起痛经。有时在月经期，内膜呈片状脱落，排出前子宫强烈收缩引起疼痛，排出后症状减轻，称膜性痛经。继发性痛经多见于生育后及中年妇女，因盆腔炎症、肿瘤或子宫内膜异位症引起。

【诊断标准】

（1）经期或经行前后小腹疼痛，痛及腰骶，甚则昏厥。呈周期性发作。

（2）好发于青年未婚女子。

（3）排除盆腔器质性疾病所致腹痛。

【辨证分型】

1. 实证

（1）气血瘀滞：经前或经期小腹胀痛拒按，或伴乳胁胀痛。经行量少不畅，色紫黑有块，块下痛减。舌质紫黯或有瘀点，脉沉弦或涩。

（2）寒湿凝滞：经行小腹冷痛，得热则舒，经量少，色紫黯有块。伴形寒肢冷，小便清长。苔白，脉细或沉紧。

（3）肝郁湿热：经前或经期小腹疼痛，或痛及腰骶，或感腹内灼热。经行量多质稠，色鲜或紫，有小血块。时伴乳胁胀痛，大便干结，小便短赤，平素带下黄稠。舌质红，苔黄腻，脉弦数。

2. 虚证

（1）气血亏虚：经期或经后小腹隐痛喜按，经行量少质稀。形寒肢疲，头晕目花，心悸气短．舌质淡，苔薄，脉细弦。

（2）肝肾亏损：经期或经后小腹绵绵作痛，经行量少，色红无块。腰膝酸软，头晕耳鸣。舌淡红，苔薄，脉细弦。

【治疗】

处方 1： 次髎。

辨证分型： 气血瘀滞证加合谷、太冲、次髎；寒湿凝滞证加气海、水道；肝郁湿热证加阴陵泉、膻中。

操作： 患者取俯卧位，次髎穴区常规消毒后，用梅花针对准穴位叩刺，使用手腕之力，将针尖垂直叩打在皮肤上，并立即提起，反复进行（如图7-1）。轻度痛经者以叩刺局部皮肤略有潮红为度；中度痛经者以叩刺局部皮肤潮红但无渗血为度；重度痛经者以叩刺局部皮肤隐隐出血为度。叩刺后用闪火法拔罐，每次留罐5~10分钟。于每次月经来潮前3~5天开始治疗，每日1次，至开始行经为止，每个月经周期为1疗程，以3个疗程为限。

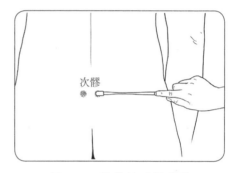

次髎

图 7-1 梅花针叩刺次髎

处方 2： 次髎、关元。

辨证分型： 气血不足证加足三里、脾俞；肝肾亏损加肾俞、太溪。

操作： 常规消毒后，用三棱针挑刺次髎穴后拔火罐5~10分钟，令其出血2~5ml。关元穴用毫针向下斜刺1.5~2寸，使针感达少腹及阴部为宜。实证用毫针泻法，虚证用补法，留针20分钟。于每次月经来潮前3~5天开始治疗，每日1次，至开始行经为止，每个月经周期为一疗程，以3个疗程为限。

处方 3： 膀胱俞与次髎之间的局部区域。

操作： 局部皮肤常规消毒，用梅花针以腕力叩打双侧腰骶部膀胱俞与次髎之间，以隐隐出血，量逐渐增多至布满局部皮肤为度，然后用闪火法拔火罐，留罐5~10分钟。于每次月经来潮前3~5天开始治疗，每日1次，至开始行经为止，每个月经周期为一疗程，以 3 个疗程为限。

第二节　月经不调

【概述】

月经不调是指月经的周期、经期、经量、经色、经质发生异常以及伴随月经周期出现明显不适症状的疾病，包括月经先期、月经后期、月经先后不定期、月经过少、经期延长、月经过多等。其发生与脏腑功能失调、气血不和导致冲任二脉的损伤密切相关。

【诊断标准】

月经周期正常者为 28 天左右，但在 21~35 天也属正常范围；经期，正常者 3~7 天；经量，一般行经总量为 50~80ml。若超出此正常范围，即可作出月经不调的诊断。月经不调可包括月经先期、月经后期、月经先后不定期、月经过少、经期延长、月经过多。

（1）月经先期：月经周期提前 7 天以上，月经量基本正常，连续出现 2 个月经周期以上。

（2）月经后期：月经周期延后 7 天以上，月经量基本正常，连续出现 2 个月经周期以上。

（3）月经先后不定期：月经周期或前或后 1~2 周者，经期长而经量不太多，连续出现 2 个月经周期以上。

（4）月经过少：月经周期正常，经量明显少于既往，不足 2 天，甚或点滴即净者。

（5）经期延长：月经周期正常，经期超过 7 天以上，甚或 2 周才净者。

（6）月经过多：月经周期规则，经量多，大于 80ml。

【辨证分型】

1. 月经先期

（1）血热内扰：月经提前，量多，色红质粘，夹有小血块，烦热口干，尿黄便艰。舌质红，苔黄，脉滑数。

（2）气不摄血：月经提前，质稀色淡，神疲乏力，气短懒言，小腹空坠，纳少便溏。舌质淡，脉弱。

2. 月经后期

（1）血寒凝滞：月经周期延后，量少，色黯有血块，小腹冷痛，得热减轻，畏寒肢冷。苔白，脉沉紧。

（2）肝气郁滞：月经周期延后，量少，色黯红或有小血块，小腹胀痛或胸腹、两胁、乳房胀痛。舌苔正常，脉弦。

（3）肝血亏虚：月经周期延后，量少，色淡无块，小腹隐痛，头晕眼花，心悸少寐，面色苍白或萎黄。舌质淡红，脉细弱。

3. 月经先后不定期

（1）肝气郁滞：月经周期不定，经量或多或少，色紫红有块，经行不畅，胸胁、乳房以及小腹胀痛，脘闷不舒，时叹息。苔薄白或薄黄，脉弦。

（2）肾气不足：月经周期不定，量少，色淡黯，质稀，神疲乏力，腰骶酸痛，头晕耳鸣。舌淡苔少，脉细尺弱。

4. 经期延长

（1）瘀滞胞宫：经行淋漓 8~9 日或 10 余日始净，量少，色黯有块，小腹疼痛拒按。舌质紫黯或有瘀点，脉弦涩。

（2）湿热下注：经行 8~10 天始净，量少，色黯如酱，混杂黏液，气味秽臭，腰腹胀痛。平素带多色黄、有臭味。舌正常或偏红，苔黄腻，脉濡数。

（3）阴虚血热：月经持续 8~10 天，量少色红质稠，咽干口燥，或有颧红，潮热，或见手心灼热。舌质红少津，苔少或无苔，脉细数。

（4）气不摄血：月经持续 8~10 天始净，量少，色淡，质清稀。伴神疲乏力，或头晕眼花、心悸少寐，或纳少便溏。舌质淡，苔薄白，脉弱或虚细。

5. 月经量过多

（1）血热内扰：经来量多，色鲜红或深红，质黏稠，或有小血块。常伴心烦口渴，尿黄便秘。舌质红，苔黄，脉滑数。

（2）瘀滞胞宫：经来量多，或多时不净，色紫黑，有血块或伴小腹疼痛拒按。舌质紫暗或有瘀点，脉细涩。

（3）气不摄血：经来量多，色淡红，质清稀。或面色苍白，气短懒言，肢软无力，或小腹空坠。舌淡，脉细。

6.月经量过少

（1）瘀滞胞宫：月经量少，色紫黑，有血块，小腹胀痛，拒按，血块排出后胀痛减轻。舌正常或紫黯，或有瘀点，脉细弦涩。

（2）痰湿阻滞：月经量少，色淡红，质粘腻，形体肥胖，胸闷呕恶，或带多粘稠。苔白腻，脉滑。

（3）肝血亏虚：月经量少或点滴即净，色淡无块，或伴头晕眼花，心悸怔忡，面色萎黄，小腹空坠，舌质淡红，脉细。

（4）肾阳亏虚：月经量少，色淡红或黯红，质稀，腰脊酸软，头晕耳鸣，或小腹冷，夜尿多。舌质淡，脉弱或沉迟。

【治疗】

处方1：八髎。

辨证分型：血热内扰证加行间、太冲；气不摄血证加足三里、关元、脾俞；血寒凝滞证加气海、命门；肝气郁滞证加期门、太冲；肝血亏虚证加膈俞；肾气不足证加肾俞、太溪。

操作：常规消毒后用三棱针点刺出血或挑破皮肤局部出血（如图7-2）。每日只取1个穴位，以上8穴交替使用，隔2~3日一次，5次为1疗程，每疗程之间间隔为5天，经期暂停。

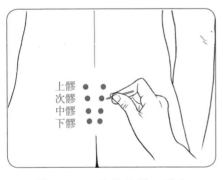

上髎
次髎
中髎
下髎

图7-2　三棱针挑刺八髎穴

处方2：脊柱两侧、关元、子宫、血海、三阴交、太冲。

辨证分型：血热内扰证加行间、太冲；气不摄血证加足三里、脾俞；血寒凝滞证加气海、命门；肝气郁滞证加期门、太冲；肝血亏虚证加膈俞；肾气不足证加肾俞、太溪。

操作：常规消毒，用梅花针轻度叩刺脊柱两侧背俞穴，以微微渗血为度，再用闪火法拔罐5~10分钟。余穴用毫针针刺30分钟，采用平补平泻法。

第三节　崩漏

【概述】

崩漏指妇女非周期性子宫出血，一般以来势急，出血量多者为"崩"；出血量少，淋漓不净者为"漏"。见于多种妇科疾病，如功能性子宫出血、女性生殖器炎症、肿瘤、产后出血等。

【诊断标准】

（1）经血无周期可循。

（2）经量或暴下如注，或漏下不止，或两者交替出现。

（3）须与胎漏、异位妊娠、产后出血、赤带以及癥瘕、外伤引起的阴道出血相鉴别。

【辨证分型】

1. 实证

（1）血热内扰：经血量多，或淋漓不净，色深红或紫红，质黏稠，夹有少量血块。面赤头晕，烦躁易怒，口干喜饮，便秘尿赤。舌质红，苔黄，脉弦数或滑数。

（2）瘀滞胞宫：经漏淋漓不绝，或骤然暴下，色暗或黑，夹有瘀块，小腹疼痛，块下痛减。舌质紫暗或边有瘀斑，脉沉涩或弦紧。

2. 虚证

（1）气不摄血：经血量多，或淋漓不净，色淡质稀。神疲懒言，面色萎黄，动则气促，头晕心悸，纳呆便溏。舌质淡胖或边有齿印，舌苔薄润，脉芤或细无力。

（2）肾阳亏虚：经血量多，或淋漓不净，色淡质稀。精神不振，面色晦暗，肢冷畏寒，腰膝酸软，小便清长。舌质淡，苔薄润，脉沉细无力，尺部尤弱。

（3）肾阴亏虚：经血时多时少，色鲜红。头晕耳鸣，五心烦热，夜寐不安。舌质红或有裂纹，苔少或无苔，脉细数。

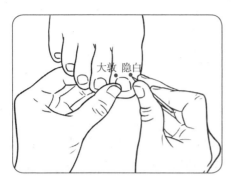

图 7-3　三棱针点刺隐白、大敦

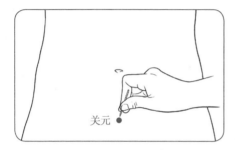

图 7-4　三棱针点刺关元

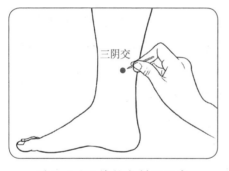

图 7-5　三棱针点刺三阴交

【治疗】

1. 实证

处方： 隐白、大敦、关元、三阴交。

辨证分型： 血热内扰证加行间、肝俞；瘀滞胞宫证加合谷、太冲、膈俞。

操作： 常规消毒后，用三棱针点刺以上各穴出血（如图 7-3 至图 7-4），不出血者加压挤出数滴。或者用毫针平补平泻刺隐白，大敦，然后施以灸法。

2. 虚证

处方： 关元、三阴交、血海。

辨证分型： 气不摄血证加脾俞、足三里；肾阳亏虚证加气海、命门；肾阴亏虚证加太溪、肾俞。

操作： 患者平卧，常规消毒后，用毫针平补平泻刺关元、三阴交、血海、脾俞、足三里等穴，然后隐白穴施以灸法。

第四节　不孕症

【概述】

本病是指女子结婚后夫妇同居两年以上，配偶生殖功能正常，未避孕而不受孕者，称"原发性不孕"。如曾生育或流产，无避孕而又两年以上不再受孕者，称"继发性不孕"。不孕与肾的关系密切，并与天癸、冲任、子宫的功能失调或脏腑气血不和影响胞脉功能等有关。临床常见的有肾虚、肝郁、痰湿、血瘀等。西医学认为本病主要是卵巢内分泌及卵子生成障碍，生殖道畸形造成阻碍精子、卵子结合或妨碍孕卵着床等原因而致。

【诊断标准】

（1）育龄妇女结婚 1 年以上，夫妇同居，配偶生殖功能正常，不避孕而未能受孕者，为原发不孕。曾有孕产史，继又间隔 1 年以上，不避孕而未怀孕者，称为继发不孕。

（2）排除生殖系统的先天性生理缺陷和畸形。

【辨证分型】

1. 实证

（1）痰湿内阻：婚后不孕，月经后期，量少色淡，形体肥胖，胸闷口腻，带多黏腻。苔白腻，脉弦滑。

（2）肝气郁滞：婚后不孕，月经不调，量或多或少，色紫红有血块，情志失畅，经前胸闷急躁，乳房作胀，行经少腹疼痛。苔薄黄，脉弦。

（3）瘀滞胞宫：婚后不孕，经行后期量少，色紫有块，小腹疼痛，临经尤甚。舌边或有紫斑，苔薄黄，脉弦或涩。

2. 虚证

（1）肾阳亏虚：婚后不孕，经行量少色淡，头晕耳鸣，腰酸形寒，小腹冷感，带下清稀，性欲淡漠，有时便溏。舌淡胖，苔白，脉沉细尺弱。

（2）肾阴亏虚：婚后不孕，经行先期，量少色红，五心烦热，咽干口渴，头晕心悸，腰酸腿软。舌红少苔，脉细数。

【治疗】

处方 1：主穴为曲泽、腰俞，配穴为阳陵泉、委阳。

辨证分型：痰湿内阻证加丰隆、阴陵泉；肝气瘀滞证加太冲、大敦；瘀滞胞宫证加膈俞、次髎。

操作：常规消毒，用三棱针点刺放血，若出血量少配合拔火罐 5~10 分钟。

处方 2：腰俞、委中、三阴交、阴陵泉。

辨证分型：肾阳亏虚证加气海、命门；肾阴亏虚证加太溪、肾俞。

操作：常规消毒，用三棱针点刺放血数滴。每周 1 次。

第五节　乳少

【概述】

产后乳汁分泌少，不能满足婴儿需要者称为"乳少"。病因分为虚实两类。虚者多因素体脾胃虚弱，生化之源不足，又因分娩失血过多，气血耗损，不能化为乳汁，从而影响乳汁的生成。实者多因产后情志抑郁，肝失条达，气机不畅，以致经脉涩滞，阻碍乳汁运行，因而乳汁缺少，甚至不下。

【诊断标准】

（1）产后排出的乳汁量少，甚或全无，不够喂养婴儿。

（2）乳房检查松软，不胀不痛，挤压乳汁点滴而出，质稀。或乳房丰满乳腺成块，挤压乳汁疼痛难出，质稠。

（3）排除因乳头凹陷和乳头皲裂造成的乳汁壅积不通，哺乳困难。

【辨证分型】

（1）气血亏虚：产后乳少，甚或全无，乳汁清稀，乳房柔软，无胀感。伴面色少华，神疲食少。舌淡，少苔，脉虚细。

（2）肝气郁滞：产后乳汁甚少或全无，乳汁稠，而乳房胀硬而痛。情志抑郁不乐，胸胁胀痛，食欲减退，或有微热。舌质暗红或尖边红，苔薄黄，脉弦细或弦数。

【治疗】

处方： 少泽（双侧）。

辨证分型： 肝气瘀滞证加太冲、期门；气血亏虚证加气海、血海。

操作： 取双侧少泽穴，在其上下用左手拇食指向针刺处推按，使血液积聚于针刺部位。常规消毒后，左手夹紧少泽穴处，右手持消毒三

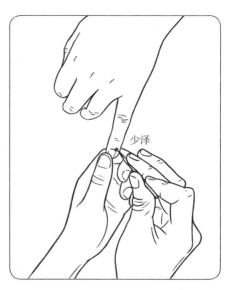

图 7-6　三棱针点刺少泽

棱针刺入 1~2 分深，迅速退出（如图 7-6）。不断用左手拇食、指挤压小指，使出血 5~10 滴，然后用消毒干棉球按压针孔止血。

第六节　乳腺增生

【概述】

乳腺增生病又称乳腺小叶增生病、乳腺纤维囊性病、乳房囊性增生病等，是乳房的乳腺部分增生性疾病。本病既非炎症，亦非肿瘤，而是由于情志抑郁、内分泌功能紊乱致使乳腺结构异常的一种妇女常见病。多见于35~50 岁的女性，特别多见于高龄未婚、未生育、未哺乳及精神抑郁、性功能障碍的妇女。属中医学"乳癖"范畴。

【诊断标准】

（1）多数在乳房外上象限有一扁平肿块，扪之有豆粒大小韧硬结节，可有触痛。肿块边界欠清，与周围组织不粘连。

（2）乳房可有胀痛，每随喜怒而消长，常在月经前加重，月经后缓解。

（3）本病多见于 20~40 岁妇女。

（4）钼钯 X 线乳房摄片、冷光源强光照射、液晶热图像等检查有助诊断。必要时作组织病理学检查。

【辨证分型】

（1）肝郁痰凝：多见于青壮年妇女。乳房肿块随喜怒消长，伴有胸闷胁胀，善郁易怒，失眠多梦，心烦口苦。舌苔薄黄，脉弦滑。

（2）冲任失调：多见于中年妇女。乳房肿块月经前加重，经后缓减。伴有腰酸乏力，神疲倦怠，月经先后失调，量少色淡，或经闭。舌淡，苔白，脉沉细。

【治疗】

处方 1：膀胱经、阿是穴（反应点）。

辨证分型：肝郁痰凝加期门、天宗、丰隆；冲任失调加关元、肝俞。

操作：患者俯卧位，在背部寻找反应点，如敏感点、条索状结节、红色或褐色斑点。常规消毒后，用梅花针在胸 3~ 胸 10 脊柱两侧沿膀胱经、华佗夹脊穴叩刺，重点叩刺反应点至皮肤潮红微渗血，再用闪火法拔火罐，留罐 5~10 分钟。隔日治疗 1 次，5 次为 1 个疗程。

处方 2：阿是穴。

辨证分型：肝郁痰凝加期门、天宗、丰隆；冲任失调加关元、肝俞。

操作：患者俯卧位，在背部寻找反应点，如敏感点、条索状结节、红色或褐色斑点。反应点确定后，皮肤常规消毒，用三棱针挑破该点皮肤，继续挑割皮下组织，可见到白色纤维物，一次数根，至挑尽为止，注意不可挑刺过深，一般 0.2cm~0.3cm。挑完后用双手拇指和食指挤压出血或加拔火罐排出瘀血。完毕后，用酒精棉球擦净血迹，在针孔处贴上无菌敷料即可。每周治疗 1 次，5 次为 1 个疗程。

处方 3：肝俞、膏肓俞。

操作：常规消毒，选用中号三棱针点刺以上穴位 0.1~0.2 寸，接着用中号玻璃罐在点刺部位用闪火法拔罐，留罐 5~10 分钟，待瘀血凝结成块后起罐。适用于肝郁痰凝型。每日治疗 1 次，10 次为 1 个疗程。

第七节　小儿腹泻

【概述】

小儿腹泻是婴儿时期的一种急性胃肠道功能紊乱，多见于夏秋季节，以大便次数增多，质地稀薄为主症。本病最易耗伤气液，如不及时治疗或治疗不当，可以转成慢惊或气脱液竭，易致死亡。年龄越小，发病率越高，也越易恶化。中医学认为，小儿脏腑娇嫩，由于感受风、寒、暑、湿等邪，脾胃运化失常，清浊不分而引起。

【诊断标准】

（1）大便次数增多，每日 3~5 次，多达 10 次以上，呈淡黄色，如蛋花汤样，或色褐而臭，可有少量黏液。或伴有恶心，呕吐，腹痛，发热，口渴等症。

（2）有乳食不节，饮食不洁或感受时邪的病史。

（3）重者腹泻及呕吐较严重者，可见小便短少，体温升高，烦渴神萎，皮肤干瘪，囟门凹陷，目珠下陷，啼哭无泪，口唇樱红，呼吸深长，腹胀等症。

（4）大便镜检可有脂肪球，少量红白细胞。

（5）大便病原体检查可有致病性大肠杆菌等生长，或可分离出轮状病毒等。

（6）重症腹泻有脱水、酸碱平衡失调及电解质紊乱。

【辨证分型】

1. 实泻

（1）伤食泻：大便酸臭，或如败卵，腹部胀满，口臭纳呆，泻前腹痛哭闹，多伴恶心呕吐。舌苔厚腻，脉滑有力。

（2）风寒泻：大便色淡，带有泡沫，无明显臭气，腹痛肠鸣。或伴鼻塞，流涕，身热。舌苔白腻，脉滑有力。

（3）湿热泻：泻如水样，每日数次或数十次，色褐而臭，可有黏液，肛门灼热，小便短赤，发热口渴。舌质红，苔黄腻，脉数。

（4）寒湿泻：大便每日数次或十数次，色较淡，可伴有少量黏液，无臭气，精神不振，不渴或渴不欲饮，腹满。舌苔白腻，脉濡。

2. 虚泻

（1）脾虚泻：久泻不止，或反复发作，大便稀薄，或呈水样，带有奶瓣或不消化食物残渣，神疲纳呆，面色少华。舌质偏淡，苔薄腻，脉弱无力。

（2）脾肾阳虚泻：大便稀溏，完谷不化，形体消瘦，或面目虚浮，四肢欠温。舌淡苔白，脉细无力。

【治疗】

处方 1：四缝。

辨证分型：伤食泻者加中脘、足三里；风寒泻者加梁丘、关元；湿热泻者加阴陵泉、内庭；寒湿泻者加阴陵泉、关元。

操作：每次取 2 个穴。常规消毒后，用小三棱针轻而快地点刺出血，每穴挤出黄白色黏液或血液 3~5 滴。

处方 2：四缝（双）、足三里（双）。

辨证分型：脾虚泻者加脾俞、天枢；脾肾阳虚泻者加命门、肾俞。

操作：常规消毒后，用三棱针点刺四缝穴并挤出黄色黏液；足三里用毫针施以补法。

处方 3：主穴为中脘、天枢、关元、足三里、上巨虚、阴陵泉，配穴为曲池、内关。

辨证分型：适用于脾俞湿热内盛证。

操作：常规消毒后，用梅花针在穴位上轻叩，至穴位皮肤潮红为度。无发热、恶心呕吐者，只取主穴；伴发热者加叩曲池，伴恶心呕吐者加叩内关。每日1次，5次为1个疗程。

第八节　小儿夜啼

【概述】

本病是指婴儿每夜啼哭，甚至通宵不已，而白天如正常小儿。属中医学"夜啼"范畴。现代医学认为，小儿神经系统发育不完全，可能因一些疾病导致神经功能调节紊乱而造成本病的发生。中医认为小儿夜啼多由脾寒，心热，惊吓，食积等引起，临床要辨证施治。

【诊断标准】

（1）入夜定时（多在子时左右）啼哭不止，轻重表现不一，但白天安静。

（2）多无发热、呕吐、泄泻、口疮、疖肿、外伤等表现。

【辨证分型】

1. 实证

（1）心经积热：哭声较响，见灯火则啼哭更剧。哭时面赤唇红，烦躁不安，身暖多汗，大便秘结，小便溲短赤。舌尖红，苔黄，指纹红紫。

（2）惊恐伤神：夜寐突然惊寤而啼哭，哭声尖锐，如见异物状，紧偎母怀，面色青灰。舌苔正常，指纹青紫。

2. 虚证

脾阳亏虚：哭声低微，睡喜弯曲，腹部喜温喜按，四肢欠温，食少便溏，小便溲清长，面色青白。唇舌色淡，苔薄白，指纹淡红。

【治疗】

处方1：中冲（双侧）。

辨证分型：心经积热证加大椎、曲池；惊恐伤神证加印堂、神庭。

操作：三棱针点刺放血法。首先医者的左手拿住患儿中指，经常规消毒后，右手持细三棱针点刺，使针尖约斜向上方，刺 1 分许，挤出 3~5 滴血即可。一般 1 次治疗即有效，如效果欠佳，第 2 天可再针 1 次。在婴儿啼哭时针刺效果更佳。

处方 2：四缝（双侧）。

辨证分型：心经积热证加大椎、曲池；惊恐伤神证加印堂、神庭；脾阳亏虚证加督脉、华佗夹脊穴。

操作：穴位常规消毒后，用三棱针轻而快地点刺双侧四缝穴，挤出少许清黏液及血液。隔日治疗 1 次，3 次为 1 个疗程。

第九节　小儿疳积

【概述】

疳积是以面黄肌瘦、毛发稀黄、食欲反常、肚腹膨大或腹凹如舟、时发潮热、精神萎靡等为特征的儿科慢性病证。本病多见于 5 岁以下婴幼儿。疳字的含义，一是"疳者甘也"，意谓此病乃小儿恣食肥甘、损伤脾胃、积滞中焦、日久成疳；一是"疳者干也"，意谓此病气液消耗、形体羸瘦而成干枯之病。

【诊断标准】

（1）饮食异常，大便干稀不调或脘腹膨胀等明显脾胃功能失调症状。

（2）形体消瘦，体重为正常平均值的 15%~40%，面色不华，毛发稀疏枯黄，严重者干枯羸瘦。

（3）兼有精神不振，或好发脾气、烦躁易怒，或喜揉眉擦眼，或吮指磨牙等症。

（4）有喂养不当或病后饮食失调及长期消瘦史。

（5）因蛔虫引起者，谓之"蛔疳"，大便镜检可查见蛔虫卵。

（6）贫血者，血红蛋白及红细胞减少。

（7）出现肢体浮肿，属于营养性水肿者，血清总蛋白量在 45g/L 以下，血清白蛋白在 20g/L 以下。

【辨证分型】

（1）疳气：形体略见消瘦，面色稍萎黄，食欲不振；或食多便多，大便干稀不调，精神不振，好发脾气。舌苔腻，脉细滑。多见于本病之初期。

（2）疳积：形体消瘦明显，脘腹胀大，甚则青筋暴露，面色萎黄，毛发稀疏易落，烦躁；或见揉眉挖鼻，吮指磨牙，食欲减退；或善食易饥、大便下虫；或嗜食生米、泥土等异物。舌质偏淡，苔淡黄而腻，脉濡细而滑。多见于本病之中期。

（3）干疳：极度消瘦，皮包骨头，呈老人貌，皮肤干枯有皱纹，精神萎靡，啼哭无力，无泪；或可见肢体浮肿；或见紫癜、鼻衄、齿衄等。舌淡或光红少津，脉弱。多见于本病之晚期。

【治疗】

处方：四缝。

辨证分型：疳气者加胃俞、章门；疳积者加天枢、三阴交；干疳者加肝俞、膈俞。

操作：取四缝，常规消毒，用小号三棱针点刺出血，针尖略向上方，深度为 0.5~1 分，以刺破挤出黄白色粘液，或稍出血为度。

第十节　小儿急惊风

【概述】

小儿急惊风俗称"抽风"，是儿科疾病中常见的一种证候，表现为阵发性四肢和面部肌肉抽动，多伴有两侧眼球上翻、凝视或斜视，口吐白沫，牙关紧闭，甚至颈项强直、角弓反张、呼吸暂停、神志不清，发作时间可持续几秒钟至几分钟。一年四季均可发病，一般以 1~5 岁婴幼儿为多见，年龄越小，发病率越高。由于其病情往往比较凶险，变化迅速，威胁小儿生命，故有"小儿之病，最重惟惊"之说。

【临床表现】

（1）多见于 3 岁以下婴幼儿，5 岁以上则逐渐减少。

（2）以四肢抽搐，颈项强直，角弓反张，神志昏迷为主要临床表现。

（3）有接触急性传染病、疫疠时邪或暴受惊恐病史。

（4）有明显的原发疾病，如感冒、肺炎咳嗽、疫毒痢、流行性腮腺炎、流行性乙型脑炎等。中枢神经系统感染者，神经系统检查病理反射阳性。

【辨证分型】

（1）外感实邪：发热急剧，高热头痛，咳嗽咽红，面红口赤，鼻翼扇动，继而两目上视，牙关紧闭，苔薄黄，脉浮数。

（2）痰热内蕴：发热，咳嗽，痰多色黄，呼吸急速，腹胀腹痛，便秘神昏，或惊厥，苔腻脉滑。

（3）暴受惊恐：夜寐不安；或昏睡不醒，频频惊叫，醒后啼哭，惊悸频作，面色乍青乍赤，苔薄，脉细数。

【治疗】

处方1：十宣。

辨证分型：外感实邪证加大椎、曲池；痰热内蕴证加丰隆、曲池；暴受惊恐证加神庭、印堂。

操作：医者将左手食指固定于患儿指甲后，拇指自第二指骨稍用力反复上下推按，使血积聚于十宣穴，常规消毒后，右手持三棱针，拇、食指捏住三棱针柄，中指指端紧靠针身下端，对准十宣穴迅速刺入即出针，并轻轻挤压针孔周围，使之出血数滴，然后用消毒干棉球按压针孔止血。针刺一般选择1~2穴即可，主要取患儿中指、食指，一般一日内不重复针刺同一手指。

处方2：人中。

辨证分型：外感实邪证加大椎、曲池；痰热内蕴证加丰隆、曲池；暴受惊恐证加神庭、印堂。

操作：常规消毒后，用小号三棱针点刺人中穴出血，不出血者加压挤血2~3滴。

处方3：耳背显露的静脉血管。

操作：消毒后，用三棱针刺破血管，出血数滴即可。

处方4：四缝。

辨证分型：外感实邪证加大椎、曲池；痰热内蕴证加丰隆、曲池；暴受惊恐证加神庭、印堂。

操作：取四缝穴，常规消毒，用小号三棱针点刺出血，针尖略向上方，深度为0.5~1分，以刺破挤出黄白色黏液或稍出血为度。

第十一节　百日咳

【概述】

本病是儿童常见的一种呼吸道传染病，是由百日咳嗜血杆菌引起的喉、气管和支气管的卡他性炎症，以阵发性痉挛性咳嗽和咳嗽终止时出现鸡鸣样吸气吼声为特征。本病可持续数周至3个月左右，故称"百日咳"，而中医称其为"顿咳""鹭鹚咳"等。本病一年四季均可发生，尤以冬春为多，以5岁以下小儿最为常见。

【诊断标准】

（1）典型者呈阵发性痉咳伴有回声，舌系带溃疡，目睑浮肿。

（2）本病早期可有类似感冒的表现。如咳嗽逐渐加重，有日轻夜重趋势并有接触史者，应考虑本病。

（3）发病1周后，血白细胞总数及淋巴细胞显著增高。

（4）采用咳碟法，可培养出百日咳杆菌。

【辨证分型】

（1）初咳期：微热，喷嚏，咳嗽逐渐加重，昼轻夜重。偏于风寒者，伴恶寒，痰稀色白，舌苔薄白，脉浮紧；偏于风热者，伴咽红，痰稠不易咯出，舌苔薄黄，脉浮数。

（2）痉咳期：咳嗽阵作，昼轻夜重，咳时面红耳赤，涕泪交流，咳后回吼，甚至吐出乳食痰液后痉咳方可暂停。剧咳时可见痰中带血丝，甚则鼻衄或结膜下出血，可见舌系带溃疡。舌苔黄，脉数有力。

（3）恢复期：①脾气亏虚：形体虚弱，咳声低微，痰多稀白，纳呆便溏，神疲乏力。舌质偏淡，苔薄白，脉沉有力；②肺阴亏虚：形体虚弱，干咳少痰，两颧发红，手足心热，夜寐盗汗。舌质偏红，少苔，脉细数无力。

【治疗】

处方1：肺俞。

辨证分型：初咳期者加风池、外关；痉咳期者加孔最、尺泽；恢复期者加太渊、太溪、三阴交。

操作：常规消毒后，用三棱针点刺出血，并挤出少许澄清黄色液体或血液，再用消毒干棉球拭去即可。1 次未效者，次日继针 1 次。

处方 2：八邪。

辨证分型：初咳期者加风池、外关；痉咳期者加孔最、尺泽；恢复期者加太渊、太溪、三阴交。

操作：常规消毒后，用三棱针点刺八邪穴出血（如图 7-7），并挤出小量黏液或血液。每日 1 次，双手交替使用。病程短，症状轻者针刺 2~3 次痊愈，病程长、症状重者 5~7 次痊愈。

处方 3：商阳、少商、身柱。

辨证分型：初咳期者加风池、外关；痉咳期者加孔最、尺泽；恢复期者加太渊、太溪、三阴交。

操作：用三棱针（婴幼儿用 5 分毫针）点刺商阳、少商和身柱穴，前两穴双手交替治疗，身柱穴于点刺后拔火罐 1 分钟。每日治疗 1 次，经 4~15 日治疗后可痊愈。

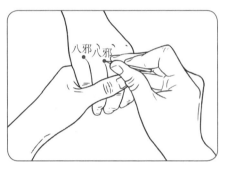

图 7-7　三棱针点刺八邪